標準 鍼灸治療学

水嶋 丈雄

東京図書出版

鍼灸治療の基本

1：鍼灸治療は効くものではなく効かすものである

2：まず先補後瀉の法を覚えよ

3：先補とは経絡治療、長野式、中医学にヒントがある

4：先補には浅刺捻転補法がよい

5：現代医学診断をベースにすれば経絡は簡単

6：局所治療は疼痛の種類を考えよ

7：経穴に反応がなければ効果はない

8：鍼のひびきを体感せよ

9：トリガーポイントは脈診でわかる

10：疼痛疾患以外の疾患も習得せよ

目 次

序　論

　鍼灸治療が医学に貢献できることは論を俟たない。医学を志し地域医療には鍼灸医療が必要と考えていたところ1976年に大阪医大の故兵頭教授にお会いして鍼灸治療の手ほどきを受けた。それからすでに45年が経つ。その間に佐久総合病院に入局して故若月先生に教えをこい、「君は漢方や鍼灸治療をするのかね、僕も大賛成だ。この病院に入ったら、そこはかとなく漢方薬のにおいがするような病院にしたいんだ。中国の当時の厚生大臣張先生に口をきくから是非中国へ行って勉強してきなさい」と言われて中国に留学をしたのが1881年である。中国では実用鍼灸学を著された李文瑞先生に鍼灸の教えを受け、また北京中医大の付忠立先生に漢方薬の教えを受けた。その後帰国してからは佐久病院内に東洋医学研究所を開設し、鍼灸治療の研究をしながら鍼灸師の卒後研修のシステムを構築した。卒後1年次で全科ローテイトをし、また手術室研修では内臓の深さや部位、特に肺尖の位置を学ぶようにした。2年次は各種の鍼灸理論や実技を学べるようにした。多分総合病院内に鍼灸師という役職を作った最初の病院であったと思う。今は研修をしていないのが残念であるが、2000年からは水嶋クリニック内に東洋医学研究所を開設しやはり卒後鍼灸師の教育にたずさわっている。佐久総合病院には22名、水嶋クリニックには28名の鍼灸師の方が勉強にきてくれた。しかし、いつも鍼灸師の研修生に聞かれるのは日本古来の鍼灸から中国独特の鍼灸治療、また現代医学に立脚した鍼灸など本当に種々多彩な鍼灸手技が存在するため、それをどうやって学びまた理解すればよいのであろうかと。確かにそれぞれの鍼灸治療は独立しているためその使い分けを学ぶのは至難の業であるのが現実である。

　日本東洋医学会でもしかり、漢方治療には日本古来の随証治療と中国独特の中医理論とはずいぶんかけ離れた理論のように思えるが、深く研究すればその「本」は同一のところにあるといえる。その結果日本独自の東洋医学理論が確立され、東洋医学が現代医学のひとつとして認可されるようになり、専門医制度にも参加できるようになった。

　鍼灸治療においても同じことが言える。今まさにいろいろな鍼灸理論を根本で合一し、医学としての鍼灸理論を確立するべき時代になったといえよう。幸いにも私はプライマリケア医を目指し卒後10年かけて全科で研修をしてきた。そのためほとんどの疾患を診察することができた。その45年の鍼灸治療の経験から様々な疾患に対する手技や効果を研究してきたのである。臨床は難しいが実際にその疾患の患者さんを診て考えて治療するとその疾患は忘れないものである。読者の先生には難しいかもしれないが、この本を読んでもらえば、まずそこの臨床現場にいるかのように書いてある。そして鍼灸の深い経験と理解の一助になれば幸いである。この本の特徴はまず最後の水嶋クリニックの症例検討会を読んでから本文を読んでいただきたい。そうすれば現場での鍼灸治療の実際とその理論体系が理解できると考えている。鍼灸治療のさらなる発展を祈念してやまない。

鍼灸治療の手技

　鍼灸には様々な鍼があるが、その代表的な鍼を紹介する。現在ではディスポのステンレス鍼が使用されることが多い。これは鍼灸による感染を防ぐ意味でも有用である。中国針が使い慣れて

いる方もいると思うが、これもディスポ針があるので心配はない、最近では中国針にも鍼管がついているものも多い（写真1）。

　まず左手で針付き鍼管を把持、経穴に当てる。中国式では針を刺す前に経穴を母指捻転法でよくマッサージをする。これは副交感神経を刺激する方法である。患者さんに切皮の痛みを感じさせないように鍼管を皮膚に跡がつくまで強く押し当てる方もいるが、針頭を丁寧にすばやく叩打すれば切皮の痛みは感じない。これには少しばかりの訓練が必要である（写真2）。

　次いで、鍼管を皮膚にできるだけ垂直に立て、慣れてくれば手や足の腕踝鍼や緩める治療の背部夾脊穴には斜刺でできるようになる。最初はなるべく垂直に立て、鍼管からでている針頭部を右手人差し指で叩打する。
　次いで、右手で鍼管を抜きながら左手で針の下部を把持しささえる。ほとんどは両手の洗浄でよいが肝炎ウイルスなどの陽性の方に操作するときには手袋をすることをすすめる。
　さらに、右手をおしながら針を刺入していくが、刺入の深さは皮膚表層・筋膜表層・筋肉内と3段階に分かれる。これを鍼灸学では天・地・人というが、副交感神経の刺激には天、いわゆる表皮から4mmまでの刺入がよい（写真3・4・5・6・7）。

　地の刺激は筋膜表層が目標で表皮から5〜10mm前後が目標になる。これは表在のAδ繊維に接続するマイスナー小体や高閾値機械受容器を刺激する目的で局所の疼痛の改善に役に立つ。さらに人の刺激は筋肉内の受容体でAδ繊維を経由して脊髄下行疼痛抑制系を刺激することができる。つまりトリガーポイントといわれる部位に相当している。
　また、東洋医学的に瘀血が存在する場合には低周波通電療法が推奨される。これは脈診で渋脈のときに判定できるが、通電療法は交感神経を刺激するので注意されたい。心拍と同じ周波数で筋肉のツイッチングを起こさない低周波通電は交感神経の刺激が弱く、やや高周波で筋肉のツイッチングを起こす通電療法はかなりの交感神経刺激になるので必ず治療の最初に副交感神経の刺激が必要になる。
　また水毒や冷えの場合には針の上に灸をのせたり、皮膚に直接灸をすることもある。灸の場合にも半米粒大で火をつけ熱く感じたらすぐに灸を取れるようにしないと火傷を作ることがあるので要注意である。鍼灸の禁忌については基本的に眼球、肺、心臓には鍼灸をしてはならないので

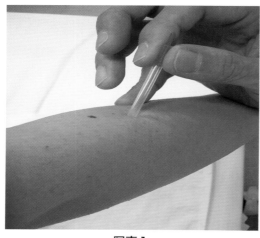

写真1

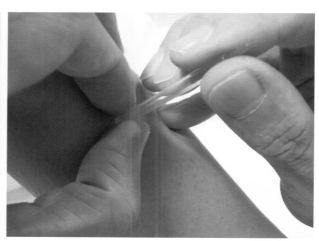

写真2

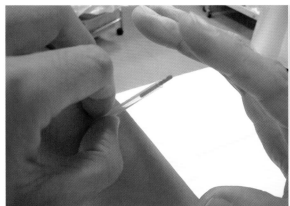

写真3

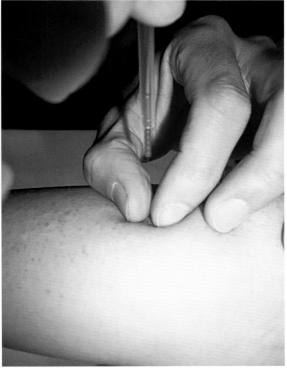

写真4

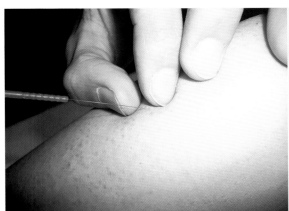

写真5

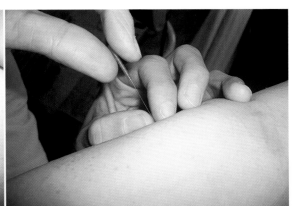

写真6

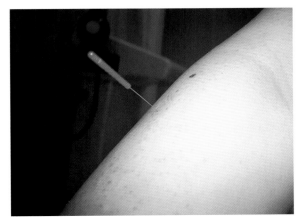

写真7

あるが、当たり前であるが炎症の強い場合また術後の関節腔内の鍼灸で炎症を惹起した症例があるので気をつけたい。透析中の方や抗血小板剤を内服している方は禁忌ではないが内出血しないように気をつけたい。妊娠中の禁鍼穴は三陰交といわれるが強い交感神経刺激でなければかまわないとされる。

　灸を用いる場合には深谷流の灸の仕方が望ましい。これは灸治療が交感神経を刺激しすぎないように経穴を少しずらしてとる方法である。特に深谷流合谷は有名である。

 # 鍼灸治療の穴位作用

　鍼灸治療には経穴と経穴を結ぶ経絡がある。さらに主要経絡が不通になった時にバイパス路としての奇経がある。これは京都・江部先生の経方理論より腹部診察で膈不通になった時つまり上腹部肋骨下に広く圧痛が出た時に働く経絡である。

　次にそれぞれの経絡に共通する経穴がある。肘から下、膝から下に五行穴という経穴がある。これは副交感神経を刺激する経穴の総称で、下から井・栄・輸・経・合穴という。中医学の根本は易経に人体をあてはめた五行説であり、経絡にも五行穴にも五行があてはめられている。つまり肺経は金、肝経は木、腎経は水、脾経は土、心経と心包経は火の性質に属し、また井穴は陽経では金、陰経では木、栄穴は陽経では水、陰経では火、輸穴は陽経では木、陰経では土、経穴は陽経では火、陰経では金、合穴は陽経では土、陰経では水の性質に相当する。これが何の役に立つかというと中谷博士の提唱された良導絡の基本になっている。良導絡は経絡の異常を手足の井穴の電位で測定しこの五行穴で経絡の異常を調整する手法である。詳しくは後で述べる。これらを現代医学的に分析すると井は心下満つまりプレショックに用いるためアドレナリンを分泌する経穴である。栄は身熱つまり熱性疾患に用いる経穴でありインターフェロンγを分泌する経穴である。輸は体重節痛つまり身体痛を取る経穴であり COX-2 を分泌する働きがある。経は喘咳寒熱及び浮腫を取る作用があり BNP の調整をして循環血漿量を調節する作用がある。合は逆気つまり気の上昇を抑えるため咳や嘔気を抑える作用があり、ガストリンを調整する作用と自律神経の調整をする作用がある。さらに絡穴は表と裏の経絡を連結する作用で強い副交感神経の刺激点である。原穴はその経絡の電位を平均化した経穴で良導絡測定の際に用いる。郄穴は急性痛の刺激点でトリガーポイントになることも多いが、強い交感神経の刺激点である。トリガーポイントには筋原性と神経原性があり、それぞれの探し方は後で述べる。つまり五行穴とは自律神経系に働く経穴でありそれぞれの経絡に共通する働きをまとめたものである。交感神経特にα神経を刺激する作用の強いものは郄＞井＞栄＞輸穴であり、副交感神経の刺激には合＞経＞絡＞原穴となるが、もちろん五行穴はもともと副交感神経の刺激点であるから手技にて逆に副交感神経の刺激点とすることもできる。

経絡別経穴の解説

□ 太陰肺経 (図1)

　中府（ちゅうふ　L₁）は肺経の募穴で特に肺経の実証に用いる。肺兪は背部の兪穴で虚証にも実証にも用いることができる。尺沢（しゃくたく　L₅）は合水穴で肺臓の清熱と肺気の降気作用がある。このとき同じ合土穴である足三里と同時に用いると効果がある。長野式では尺沢は尺沢と曲池の中間点にとる。たしかに圧痛が出やすい部位で、局所の筋肉痛や水毒に対しては効果がある。列缺（れっけつ　L₇）は絡穴で奇経の任脈と交会する。「列缺任脈肺へ行き、照海陰蹻喉へ行く」という諺があるように、列缺と照海は喉の炎症を取る作用がある。また列缺と合谷の刺鍼は肺気の保護作用があり、肺が虚している場合に効果がある。太淵（たいえん　L₉）は肺経の原穴で良導絡の場合にここを取り肺経の虚実をみるが、69難の原則で太淵と太白は肺の虚証に有効である。経渠（けいきょ　L₈）は肺経の経穴で浮腫に効果があり、肺気の流れを良くする。魚際（ぎょさい　L₁₀）は肺経の栄穴で肺経の熱を取るが、井穴（少商）の瀉法をしたいときの代用穴となる。少商（しょうしょう　L₁₁）は肺経の井穴で喉の炎症が強いときに用いると効果がある。列缺と経渠の中間点は石子頭といい禁煙の経穴として有名である。

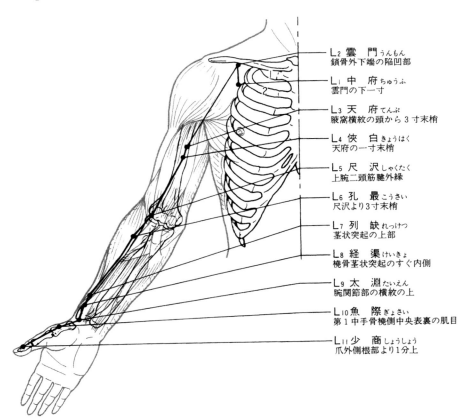

手 の 太 陰 肺 経
Lung meridian

L₂ 雲　門 うんもん
鎖骨外下端の陥凹部

L₁ 中　府 ちゅうふ
雲門の下一寸

L₃ 天　府 てんぷ
腋窩横紋の頭から3寸末梢

L₄ 俠　白 きょうはく
天府の一寸末梢

L₅ 尺　沢 しゃくたく
上腕二頭筋腱外縁

L₆ 孔　最 こうさい
尺沢より3寸末梢

L₇ 列　缺 れっけつ
茎状突起の上部

L₈ 経　渠 けいきょ
橈骨茎状突起のすぐ内側

L₉ 太　淵 たいえん
腕関節部の横紋の上

L₁₀ 魚　際 ぎょさい
第1中手骨橈側中央表裏の肌目

L₁₁ 少　商 しょうしょう
爪外側根部より1分上

図1

② 陽明大腸経（図２）

　合谷（ごうこく　Li₄）は陽明大腸経の原穴であるが、良導絡の測定では陽谿（ようけい　Li₅）をとる。これは深谷流の合谷ともいわれ、灸治療は瀉法になりやすいことから、原穴よりも経穴をとって強い瀉法にならないようにしているためである。また四総穴（足三里：肚腹・委中：腰

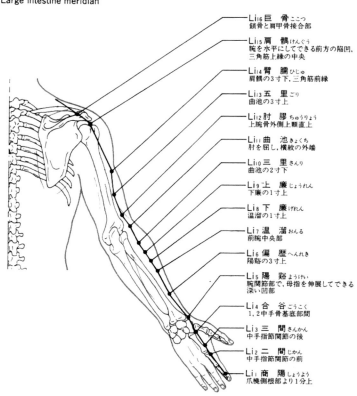

手の陽明大腸経（1）
Large intestine meridian

Li₁₆ 巨　骨 ここつ
鎖骨と肩甲骨接合部

Li₁₅ 肩　髃 けんぐう
腕を水平にしてできる前方の陥凹，三角筋上縁の中央

Li₁₄ 臂　臑 ひじゅ
肩髃の3寸下，三角筋前縁

Li₁₃ 五　里 ごり
曲池の3寸上

Li₁₂ 肘　髎 ちゅうりょう
上腕骨外側上顆直上

Li₁₁ 曲　池 きょくち
肘を屈し，横紋の外端

Li₁₀ 三　里 さんり
曲池の2寸下

Li₉ 上　廉 じょうれん
下廉の1寸上

Li₈ 下　廉 げれん
温溜の1寸上

Li₇ 温　溜 おんる
前腕中央部

Li₆ 偏　歴 へんれき
陽谿の3寸上

Li₅ 陽　谿 ようけい
腕関節部で，母指を伸展してできる深い凹部

Li₄ 合　谷 ごうこく
1，2中手骨基底部間

Li₃ 三　間 さんかん
中手指節関節の後

Li₂ 二　間 じかん
中手指節関節の前

Li₁ 商　陽 しょうよう
爪甲橈側根部より1分上

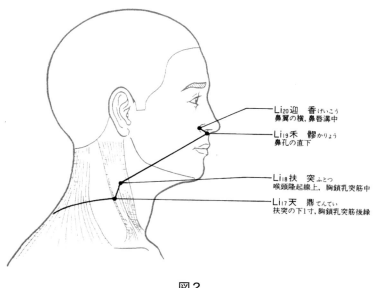

手の陽明大腸経（2）

Li₂₀ 迎　香 げいこう
鼻翼の横，鼻唇溝中

Li₁₉ 禾　髎 かりょう
鼻孔の直下

Li₁₈ 扶　突 ふとつ
喉頭隆起線上，胸鎖乳突筋中

Li₁₇ 天　鼎 てんてい
扶突の下1寸，胸鎖乳突筋後縁

図２

背・合谷：面口・列缺：頭項）のひとつであり、頭顔面の疾患に効果がある。汗を出す効果があり、合谷（瀉法）と復溜（補法）のペアでよく発汗する。すなわち感冒の初期にもよい。感冒の場合には傷寒論や温病学を勉強しなければいけないのでこれは後で述べることとする。また合谷（補法）と復溜（瀉法）では汗を止める効果がある。合谷は頭や顔面疾患の神経系原性トリガーにも使え、歯痛や頭痛などはこの経穴で劇的な効果がある。

曲池（きょくち　Li₁₁）は陽明大腸経の合穴で陽明病は発熱に対応するため清熱の効果があるが、「曲池はすべての風をとる」という言葉があるように風すなわちかゆみや湿疹に効果がある。また「風を治するはまず血を治せ」といわれ湿疹やかゆみを治療するには曲池と三陰交を合わせるのがよい。肩髃（けんぐう　Li₁₅）は陽明大腸経と陽蹻脈の交会穴であり、このような交会穴は圧痛が出やすい。肩関節の局所の治療によく用いられるため陽明経は肩脈ともいう。

③ 陽明胃経（図3・4）

足三里（あしさんり　S₃₆）は陽明胃経の合穴で胃腑の調整をする作用がある。「胃は五臓六腑の海なり水穀は皆胃に入る」といわれる所以である。これは後天の気を強くするため先天の気を持ち上げるときには必要となる経穴である。つまり加齢性の疾患特に骨粗鬆症などには加えたい経穴である。上巨虚（じょうこきょ　S₃₇）は大腸経の下合穴であり、大腸に熱がこもって起きる疾患、つまり下痢に効果がある。同じく下合穴とは小腸経は下巨虚（血尿）、三焦経は委陽（尿閉）を合わせて覚えておくとよい。豊隆（ほうりゅう　S₄₀）は陽明胃経の絡穴で脾経に通じ痰をとって降気作用で痰の多い咳を止める作用がある。痰症の要穴といわれる。解谿（かいけい　S₄₁）は陽明胃経の桂火母穴で、胃経の水毒を取ると同時に胃経が虚しているときに用いる。内庭（ないてい　S₄₄）は胃経の栄水穴で胃経の熱を取る作用がある。「栄輸は外経を治す」の原則である。足三里との違いは分かるであろうか、「合は内腑を治す」の原則である。条口（じょうこう　S₃₈）は五十肩の神経原性トリガーになる経穴である。あくまでも心＜肺の場合であるた

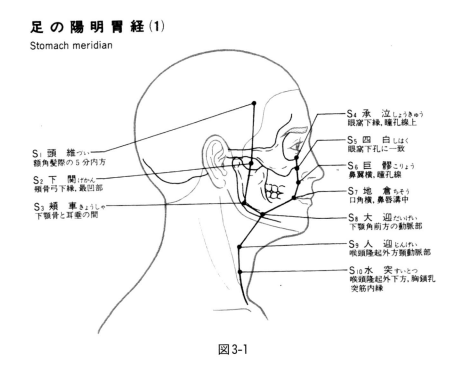

足 の 陽 明 胃 経（1）
Stomach meridian

S₁ 頭　維 づい
額角髪際の5分内方

S₂ 下　関 げかん
頬骨弓下線, 最凹部

S₃ 頬　車 きょうしゃ
下顎骨と耳垂の間

S₄ 承　泣 しょうきゅう
眼窩下縁, 瞳孔線上

S₅ 四　白 しはく
眼窩下孔に一致

S₆ 巨　髎 こりょう
鼻翼横, 瞳孔線

S₇ 地　倉 ちそう
口角横, 鼻唇溝中

S₈ 大　迎 だいけい
下顎角前方の動脈部

S₉ 人　迎 じんげい
喉頭隆起外方頸動脈部

S₁₀ 水　突 すいとつ
喉頭隆起外下方, 胸鎖乳
突筋内縁

図3-1

足 の 陽 明 胃 経 (2)

S11 気　舎きしゃ

S12 缺　盆けつぼん

S13 気　戸きこ

S14 庫　房こぼう

S15 屋　翳おくえい

S16 膺　窓ようそう

S17 乳　中にゅうちゅう

S18 乳　根にゅうこん

S19 不　容ふよう

S20 承　満しょうまん

S21 梁　門りょうもん

S22 関　門かんもん

S23 太　乙たいいつ

S24 滑肉門かつにくもん

S25 天　枢てんすう

S26 外　陵がいりょう

S27 大　巨だいこ

S28 水　道すいどう

S29 帰　来きらい

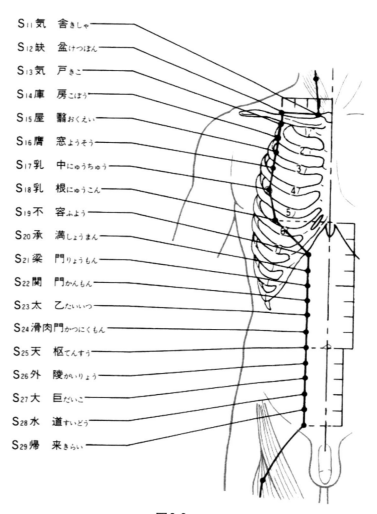

図 3-2

足 の 陽 明 胃 経 (3)

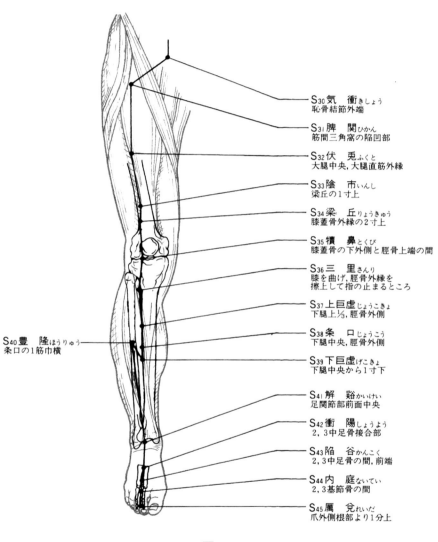

S30 気　衝 きしょう
恥骨結節外端

S31 脾　関 ひかん
筋間三角窩の陥凹部

S32 伏　兎 ふくと
大腿中央, 大腿直筋外縁

S33 陰　市 いんし
梁丘の1寸上

S34 梁　丘 りょうきゅう
膝蓋骨外縁の2寸上

S35 犢　鼻 とくび
膝蓋骨の下外側と脛骨上端の間

S36 三　里 さんり
膝を曲げ, 脛骨外縁を
擦上して指の止まるところ

S37 上巨虚 じょうこきょ
下腿上⅓, 脛骨外側

S38 条　口 じょうこう
下腿中央, 脛骨外側

S39 下巨虚 げこきょ
下腿中央から1寸下

S41 解　谿 かいけい
足関節部前面中央

S42 衝　陽 しょうよう
2, 3中足骨接合部

S43 陥　谷 かんこく
2, 3中足骨の間, 前端

S44 内　庭 ないてい
2, 3基節骨の間

S45 厲　兌 れいだ
爪外側根部より1分上

S40 豊　隆 ほうりゅう
条口の1筋巾横

図4

め、トリガーポイントの取り方をしっかり学ばれたい。陽明胃経の湿阻つまり水毒はうつ状態が多い、この場合には上関上に短脈が認められる。短脈の治療は後で述べる。

④ 少陰心経（図5）

　通里（つうり　H₅）は少陰心経の絡穴であるが、「舌は心の苗」という言葉があるように舌の硬直に効果がある。パーキンソン病に伴う核上性麻痺や仮性球麻痺などに外金津や外玉液とともに用いることが多い。神門（しんもん　H₇）は少陰心経の原穴で母穴でもある。心疾患の瀉法にも補法にも使える。良導絡の測定点であることは言うまでもない。少衝（しょうしょう　H₉）は心経の井金穴であり、心臓の動悸を抑えてくれる。ここでは手の井穴を合わせて覚えておくと良い。少商（咽頭清熱）、商陽（関節清熱）、中衝（精神安定）、関衝（水分バランス）、少衝（動悸）、少沢（乳汁分泌）、これらは浅見博士の井穴刺絡で用いられる経穴である。確かに指先の井穴は動静脈が合流する部位であるのでそこの刺激は直接心臓の自律神経に働いてくれる。ただ出血しすぎて脳出血や脳梗塞を起こした例が報告されているので注意されたい。また心経には郄穴として陰郄（いんげき　H₆）があるが、他の肺経や心包経には孔最・郄門は手関節から5寸なのに対して陰郄だけはなぜ1寸なのであろうか。経穴の部位はその方の体格によって左右されるため、昔から骨寸といってその方の指の大きさで判定する。親指の第一関節が1寸、示指と中指の指2本幅が1.5寸であり示指・中指・薬指の指3本幅が2寸である。実は心経にも5寸の位置

手 の 少 陰 心 経
Heart meridian

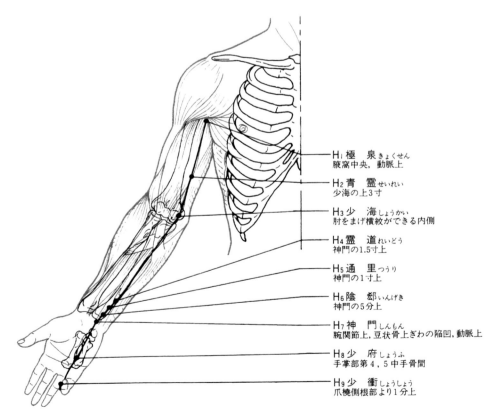

H₁ 極　泉 きょくせん
腋窩中央, 動脈上

H₂ 青　霊 せいれい
少海の上3寸

H₃ 少　海 しょうかい
肘をまげ横紋ができる内側

H₄ 霊　道 れいどう
神門の1.5寸上

H₅ 通　里 つうり
神門の1寸上

H₆ 陰　郄 いんげき
神門の5分上

H₇ 神　門 しんもん
腕関節上, 豆状骨上ぎわの陥凹, 動脈上

H₈ 少　府 しょうふ
手掌部第4, 5中手骨間

H₉ 少　衝 しょうしょう
爪甲橈側根部より1分上

図5

に心臓点という郄穴がある。昔は心臓の疼痛は鍼灸ではあまり需要がなかったのであろう。では陰郄は何に使うのか、これは手の骨蒸つまりほてりに用いるのである。

⑤ 少陰腎経（図6・7）

太谿（たいけい　K₃）は腎経の原穴で復溜と太鐘との鑑別で覚えるとよい。太谿は原穴で陰液の補充と腎経と腎臓の清熱に働く、やはり良導絡の測定点でもある。復溜（ふくりゅう　K₇）は腎経の母穴であり、陰液の補充、つまり循環血漿量の維持に働く。感冒のときに脱水にならないように取穴するのはこのためである。もちろん両経穴とも後脛骨神経のしびれや痛みにも用い

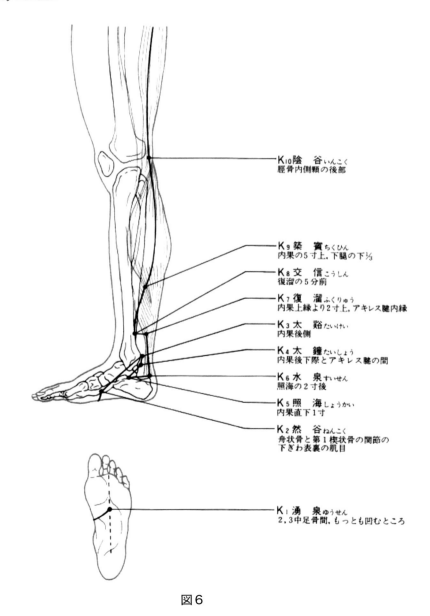

足の少陰腎経(1)
Kidney meridian

K₁₀ 陰　谷 いんこく
脛骨内側顆の後部

K₉ 築　賓 ちくひん
内果の5寸上,下腿の下⅓

K₈ 交　信 こうしん
復溜の5分前

K₇ 復　溜 ふくりゅう
内果上縁より2寸上,アキレス腱内縁

K₃ 太　谿 たいけい
内果後側

K₄ 太　鐘 たいしょう
内果後下際とアキレス腱の間

K₆ 水　泉 すいせん
照海の2寸後

K₅ 照　海 しょうかい
内果直下1寸

K₂ 然　谷 ねんこく
舟状骨と第1楔状骨の関節の
下ぎわ表裏の肌目

K₁ 湧　泉 ゆうせん
2,3中足骨間,もっとも凹むところ

図6

足 の 少 陰 腎 経 (2)

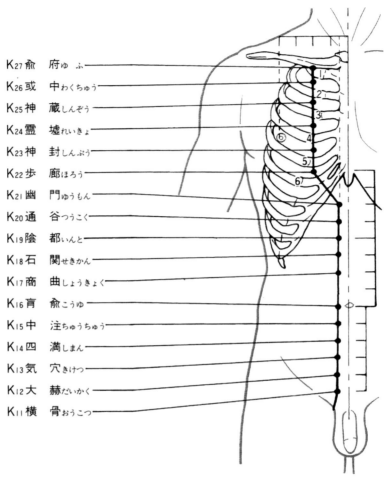

K27 兪　府ゅ ふ
K26 或　中わくちゅう
K25 神　蔵しんぞう
K24 霊　墟れいきょ
K23 神　封しんぷう
K22 歩　廊ほろう
K21 幽　門ゆうもん
K20 通　谷つうこく
K19 陰　都いんと
K18 石　関せきかん
K17 商　曲しょうきょく
K16 肓　兪こうゆ
K15 中　注ちゅうちゅう
K14 四　満しまん
K13 気　穴きけつ
K12 大　赫だいかく
K11 横　骨おうこつ

図7

る。太鐘（たいしょう　K4）は腎経の経穴でそれらに対して清虚熱だけに働く。腎陰が不足すると虚熱（体内の炎症性サイトカインが増える状態）が多くみられるからである。湧泉（ゆうせん　K1）は腎経の井穴で、これを中心として5分で取穴する正三角形は足底3点といい足底のしびれに用いる。また足のほてりにも効果がある。腎経の郄穴はというとうーんと考える方が多い。腎経郄穴は水泉（すいせん　K6）であり月経痛や無月経に用いるが、腎経の疼痛には用いることは少ない。これは腎経にはもうひとつ郄穴があり、陰蹻脈の郄穴である交信（こうしん　K8）を疼痛には用いることが多いためである。もちろん交信も月経痛には用いられる。その他腕顆鍼（内果より上方3寸の足周囲と手関節より3寸の手周囲にとる）である下1穴は月経痛と帯下に効果がある。下2穴は三陰交に合致する。腕顆鍼は腸管骨の骨髄に反応する経穴と考えられている。しかしもっともよく月経痛を取るのは皮膚デルマトームより体性神経に反応する膀胱経腎兪の夾脊穴であることを追加しておく。照海（しょうかい　K5）は腎経であるが陰蹻脈の生ずるところとされ、陰蹻に疾患があるときには効果がある。とくに冷えには良いがこれは後で述べる。然谷（ねんこく　K2）は腎経の栄穴で清熱の効果があるが、この経穴は手技によって瀉法になったり補法として腎経による少陰寒凝を取ることができる。築賓（ちくひん　K9）は

14

腎経にあるが陰維脈の郄穴であり、陰維の病つまり夜間に症状が悪化するような疼痛やだるさに効果がある。陰谷（いんこく　K$_{10}$）は少陰腎経の合穴で肝経虚証の治療の際に曲泉と一緒に取ると効果がある（69難）。大赫（だいかく　K$_{12}$）は腎経と衝脈の交会穴であり、衝脈の病つまり男性器疾患や自律神経発作（奔豚気）に効果がある。四満（しまん　K$_{14}$）は腎経と衝脈の交会穴で本来は下痢・腹痛に用いるが近年は腹部の肥満の治療に用いると効果がある。石関（せきかん　K$_{18}$）も腎経と衝脈の交会穴でこれは不妊症の治療に用いるが、交感神経を優位にして排卵を促進する効果がある。着床の際には副交感神経を優位にしないといけないのでこの経穴は要注意である。

⑥ 太陰脾経 （図8）

太白（たいはく　SP$_3$）は太陰脾経の兪土原穴であり脾経の虚証によく用いられる。肺経の虚

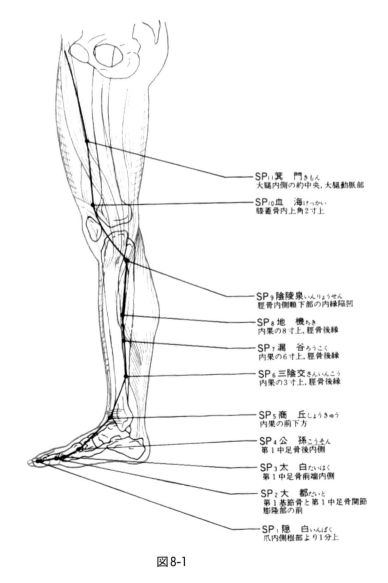

図8-1

足 の 太 陰 脾 経 (2)

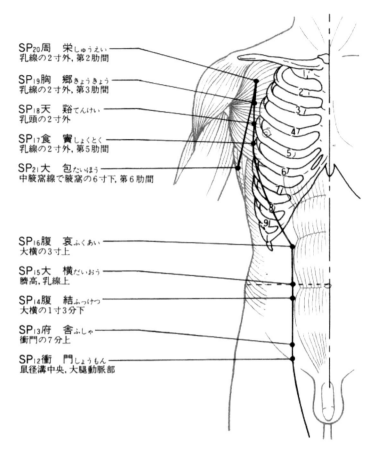

SP20周 栄(しゅうえい)
乳線の2寸外, 第2肋間

SP19胸 郷(きょうきょう)
乳線の2寸外, 第3肋間

SP18天 谿(てんけい)
乳頭の2寸外

SP17食 竇(しょくとく)
乳線の2寸外, 第5肋間

SP21大 包(たいほう)
中腋窩線で腋窩の6寸下, 第6肋間

SP16腹 哀(ふくあい)
大横の3寸上

SP15大 横(だいおう)
臍高, 乳線上

SP14腹 結(ふっけつ)
大横の1寸3分下

SP13府 舍(ふしゃ)
衝門の7分上

SP12衝 門(しょうもん)
鼠径溝中央, 大腿動脈部

図8-2

証にも69難の関係で太淵と太白で取穴するのは有名である。公孫（こうそん　SP4）は脾経と衝脈との交会穴であり、気逆に効果があると考えられる。衝脈の病とはストレス発作いわゆる奔豚気に効果を示すがしゃっくりやげっぷにも効果がある。隠白（いんぱく　SP1）は太陰脾経の井穴であり千金方では鬼塁とある。鬼の名がつく経穴は本来精神疾患に効果のある経穴をまとめたものである。出血に対する経穴は本来は陰経の郄穴であるが、さらには陰経の井穴を用いることもある。つまり隠白は生理出血が長く続くもの等に用いると効果がある。灸治療がよいといわれる。ここで陰経の郄穴は急性痛と出血に効果があり、陽谿の郄穴はその経の急性痛に効果があるということを覚えておくと良い。つまり肺経の孔最は表裏関係にある大腸つまり痔出血に効果があるということである。三陰交（さんいんこう　SP6）はその名のとおり腎経・脾経・肝経の三陰が交わる経穴で「一切の血の病に効果がある」といわれ女性の足三里ともいわれる。血病つまり生理痛や不正出血の他水毒を取る作用もあり、下痢、消化不良、むくみ、夜尿などにも効果がある。銅人には妊娠中には禁針とあるが、中国針で強い刺激をしなければ問題はない。妊娠の維持には交感神経の緊張が必要であるが、あまり過度な刺激はかえって逆効果になることを肝に銘じておきたい。漏谷（ろうこく　SP7）は湿を取る経穴で長野式のうっ血処理の際によく取穴する。地機（ちき　SP8）は太陰脾経の郄穴で不正出血や浮腫に用いることが多い。陰陵泉（いんりょうせん　SP9）は脾経の合穴で水分代謝を調整する。中医では化湿といい、余分な痰湿を蒸発させる働きである。それに対して行湿とは三陰交の働きで水分を巡らせる働きである。血海

（けっかい　SP$_{10}$）は下半身の血病に効果がある。月経不順、不正出血などであるが、三陰交は一切の血病つまり全身の血病、血海は下半身の血病、膈兪は上半身の血病に効果がある。また血海は別名百虫窩ともいい、かゆみに効果がある経穴といわれる。衝門（しょうもん　SP$_{12}$）は脾経と厥陰、陰維の交会穴で疝気つまり睾丸疾患や尿閉に効果がある。大包（たいほう　Sp$_{21}$）は脾の大絡といわれ全身の疼痛に作用するといわれるが、実は自律神経調整に強く働く経穴である。自律神経失調症に伴う胸部痛などに効果がある。

⑦ 背部兪穴

　背部の兪穴はそれぞれの臓腑に相当し臓腑の特に虚証に対応する。経絡治療や良導絡などで虚証がうまく改善しないときには背部兪穴をとるとよい。大杼（だいじょ　B$_{11}$）は背部太陽膀胱経と少陽胆経の交会穴で骨会穴であり、骨性の疾患に用いる。特に骨粗鬆症などでは髄会穴の絶骨と腎経の原穴大谿と腎兪さらに後天の気を上げる足三里とともに用いると効果がある。膝の神経原性トリガーを見つけるヒントである「骨空論」には膝を曲げることも伸ばすこともできないときには大杼をとれとあり、パーキンソン病などで歩容が悪いときには大杼をとり歩行練習をすると効果がある。風門（ふうもん　B$_{12}$）は感冒のときに取穴するが、これは交感神経を刺激して汗を出して感冒を治す働きがあるからである。もちろん感冒の種類で異なるため、これは後で述べる。大椎（だいつい　GV$_{14}$）は陽経のボスといわれ督脈と陽明経が交会している経穴であり、交感神経刺激や瀉血治療などで清熱に働く。しかし灸をすると逆に冷えを強く取る作用もある。膈兪（かくゆ　B$_{17}$）と胆兪（たんゆ　B$_{19}$）は四花穴といわれ、ストレスなどで背中が張ってくると反応が出る経穴である。心身症などで背部痛を訴えるときはこの経穴がよい。胸椎1から胸椎8までの間の夾脊穴は臓腑清熱点といわれるが癌疾患などで強く反応が出ることが多い。内臓痛がある場合や内臓疾患で自律神経反応から内臓を強くしたり、疼痛を取る場合にはそれぞれのデルマトームにそった夾脊を用いる。膀胱経第1線よりも夾脊穴の方が交感神経を刺激しやすいためである。副交感神経を刺激したい場合には浅刺か膀胱経の経穴から夾脊に斜法で刺鍼することが多い（長野式緩める治療）。

⑧ 太陽膀胱経 （図9・10）

　至陰（しいん　B$_{67}$）は太陽膀胱経の井穴で胎位異常の治療穴として有名である。京骨（けいこつ　B$_{64}$）は膀胱経の原穴で膀胱経の腰痛のトリガーになることがある。金門（きんもん　B$_{63}$）は膀胱経の郄穴で小児のけいれんや下肢のしびれに用いるが、膀胱経の腰痛にはもう一つの郄穴つまり跗陽（ふよう　B$_{59}$）を用いる。跗陽は陽蹻の郄穴で膀胱経と陽蹻脈の疼痛、頭痛、腰痛などのトリガーポイントになることが多い。申脈（しんみゃく　B$_{62}$）は陽蹻脈の交会穴であり、頭痛、めまいの他足関節の疼痛にも用いる。僕参（ぼくしん　B$_{61}$）はやはり太陽と陽蹻の交会穴であるが、膀胱経の腰痛のトリガーになることがある。崑崙（こんろん　B$_{60}$）は太陽膀胱経の経火穴であり、湿をとり腰痛以外に湿の関係する頭痛に効果がある。飛陽（ひよう　B$_{58}$）は太陽経の絡穴であるが腎経と連絡し、腎経の腰痛つまり高齢者の腰痛のトリガーになることが多い。承山（しょうざん　B$_{57}$）はこむらがえりに効果があるが、「席広賦」に痔疾に効果があるとされる。合陽（ごうよう　B$_{55}$）は委中（いちゅう　B$_{40}$）とともに合穴の作用があり、中極（ちゅうきょく　CV$_3$）とともに膀胱の気化不足に対応するが、トリガーとしては内合陽に反応が出ることが多い。委中は膀胱経の合穴である。膝窩動脈が直下にあるため曲沢（きょくた

足 の 太 陽 膀 胱 経 (1)

Bladder meridian

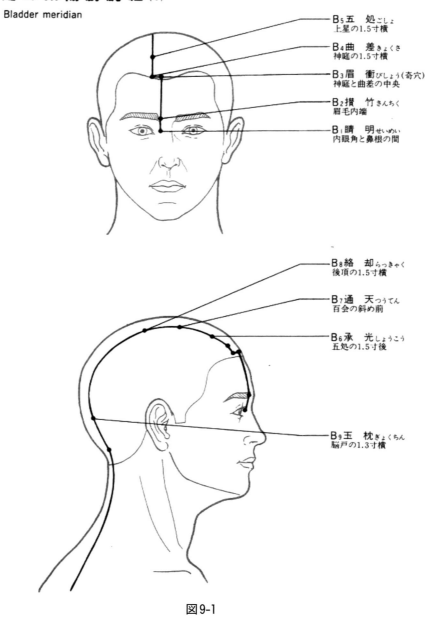

B5五　処 ごしょ
上星の1.5寸横

B4曲　差 きょくさ
神庭の1.5寸横

B3眉　衝 びしょう（奇穴）
神庭と曲差の中央

B2攅　竹 さんちく
眉毛内端

B1睛　明 せいめい
内眼角と鼻根の間

B8絡　却 らっきゃく
後頂の1.5寸横

B7通　天 つうてん
百会の斜め前

B6承　光 しょうこう
五処の1.5寸後

B9玉　枕 ぎょくちん
脳戸の1.3寸横

図9-1

18

足 の 太 陽 膀 胱 経 (2)

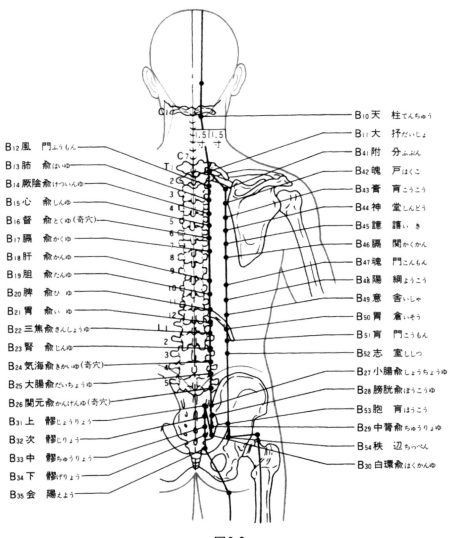

B12 風　門ふうもん
B13 肺　兪はいゆ
B14 厥陰兪けついんゆ
B15 心　兪しんゆ
B16 督　兪とくゆ (奇穴)
B17 膈　兪かくゆ
B18 肝　兪かんゆ
B19 胆　兪たんゆ
B20 脾　兪ひゆ
B21 胃　兪いゆ
B22 三焦兪さんしょうゆ
B23 腎　兪じんゆ
B24 気海兪きかいゆ (奇穴)
B25 大腸兪だいちょうゆ
B26 関元兪かんげんゆ (奇穴)
B31 上　髎じょうりょう
B32 次　髎じりょう
B33 中　髎ちゅうりょう
B34 下　髎げりょう
B35 会　陽えよう

B10 天　柱てんちゅう
B11 大　抒だいじょ
B41 附　分ふぶん
B42 魄　戸はくこ
B43 膏　肓こうこう
B44 神　堂しんどう
B45 譩　譆いき
B46 膈　関かくかん
B47 魂　門こんもん
B48 陽　綱ようこう
B49 意　舎いしゃ
B50 胃　倉いそう
B51 肓　門こうもん
B52 志　室ししつ
B27 小腸兪しょうちょうゆ
B28 膀胱兪ぼうこうゆ
B53 胞　肓ほうこう
B29 中膂兪ちゅうりょゆ
B54 秩　辺ちっぺん
B30 白環兪はくかんゆ

図 9-2

足 の 太 陽 膀 胱 経(3)

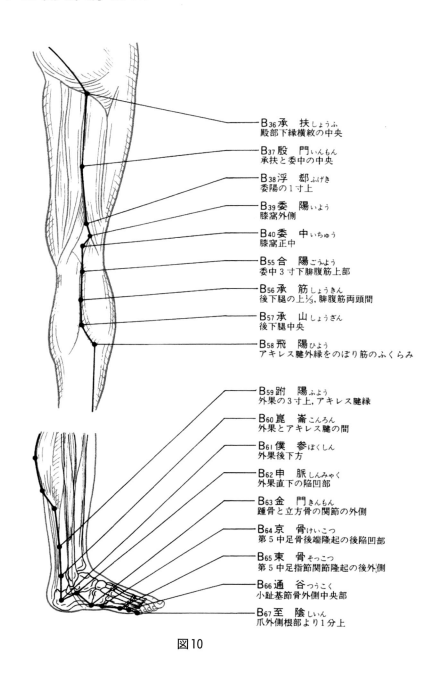

B₃₆承　扶しょうふ
殿部下縁横紋の中央

B₃₇殷　門いんもん
承扶と委中の中央

B₃₈浮　郄ふげき
委陽の1寸上

B₃₉委　陽いよう
膝窩外側

B₄₀委　中いちゅう
膝窩正中

B₅₅合　陽ごうよう
委中3寸下腓腹筋上部

B₅₆承　筋しょうきん
後下腿の上⅓,腓腹筋両頭間

B₅₇承　山しょうざん
後下腿中央

B₅₈飛　陽ひよう
アキレス腱外縁をのぼり筋のふくらみ

B₅₉跗　陽ふよう
外果の3寸上,アキレス腱縁

B₆₀崑　崙こんろん
外果とアキレス腱の間

B₆₁僕　参ぼくしん
外果後下方

B₆₂申　脈しんみゃく
外果直下の陥凹部

B₆₃金　門きんもん
踵骨と立方骨の関節の外側

B₆₄京　骨けいこつ
第5中足骨後端隆起の後陥凹部

B₆₅束　骨そっこつ
第5中足指節関節隆起の後外側

B₆₆通　谷つうこく
小趾基節骨外側中央部

B₆₇至　陰しいん
爪外側根部より1分上

図10

く　　CX₃）とともに血門穴・四彎穴といわれ血熱を取る作用がある。膀胱経疼痛のトリガーとしては下委中をとることが多い。胞肓（ほうこう　B₅₃）は下合穴である委陽（いよう　B₃₉）とともに尿閉を取る作用があるが、筋原性の腰痛のトリガーとなることが多い。志室（ししつ　B₅₂）は副腎の直上に位置し副腎皮質のホルモンの分泌を良くする効果がある。腎臓被膜に刺鍼すると被膜下血腫を形成することがあるので、刺鍼は体格に合わせて５分から１寸以下にすることが重要である。膈関（かくかん　B₄₆）は筋原性の腰痛のトリガーとなることが多い。譩譆（いき　B₄₅）・神堂（しんどう　B₄₄）はその名のとおり喘息や咳嗽に用いる。喘息発作を鎮めるには交感神経刺激が必要であり、合谷・孔最の低周波治療をよく用いるが、この際には交感神経刺激が強くなりすぎないようにまず副交感刺激をするか、長座位で刺激をするのがよい。膏肓（こうこう　B₄₃）は「病膏肓に入る」という言葉があるように慢性になった肩背痛をとるのに効果がある。特に背部痛の筋性トリガーになることが多い。殷門（いんもん　B₃₇）は大腿の中央にある膀胱経の経穴で大腿痛に用いるが、殷門の外５分に癌根点があることも見逃せない。上髎（じょうりょう　B₃₁）・次髎（じりょう　B₃₂）・中髎（ちゅうりょう　B₃₃）・下髎（げりょう　B₃₄）はそれぞれ仙骨列孔に並んである経穴である。特に次髎は仙骨神経叢を刺激できるため、脊柱管狭窄の自律神経症状に対応することができる。刺鍼の深さで５分では腰部痛、１寸では自律神経反応、1.5寸では生理痛や膀胱障害など内臓系に反応する。白環兪（はくかんゆ　B₃₀）はその名のとおり白帯下や疝気つまり睾丸疾患に対応する。中膂兪（ちゅうりょゆ　B₂₉）は下痢を止める作用と大便出血や婦人科出血を止める作用がある。膀胱兪（ぼうこうゆ　B₂₈）は膀胱経の背部兪穴で膀胱の虚証つまり膀胱の気化作用不全に対応する。

⑨ 少陽胆経 （図11・12）

　侠谿（きょうけい　G₄₃）は少陽胆経の栄穴で虚熱は胆経にこもりやすいという原則から、三焦経の中渚（ちゅうしょ　T₃）とともに三焦経の虚熱による耳鳴りに効果がある。おおよそ三焦経は耳をまとい耳脈といわれる所以である。丘墟（きゅうきょ　G₄₀）は少陽胆経の原穴であるが、陽経の原穴であるから、胆嚢の腑の病ではなく胆経の病に効果がある。そのため取穴することが少ない。絶骨（ぜっこつ　G₃₉）は胆経にあり別名懸鐘（けんしょう）ともいい、また髄会穴といわれ骨髄の病に効果がある。この足の内外果から３寸の部位と手関節から３寸の部位の経穴を腕顆鍼といい、骨髄に影響する経穴とされる。陽輔（ようほ　G₃₈）は少陽胆経の経穴で胆経の神経障害性疼痛のトリガーとなることが多い。光明（こうみょう　G₃₇）は胆経の絡穴で下肢の疼痛以外にも眼疾患や乳房痛に用いられる。陽交（ようこう　G₃₅）は少陽と陽維の交会穴で特に陽維の郄穴とされる。陽維脈の疼痛のトリガーになる。陽陵泉（ようりょうせん　G₃₄）は胆経の合穴であり筋会穴である。下肢のしびれに多く用いられるが、胆嚢の収縮や胃酸分泌の抑制効果がある。胆嚢の疼痛にはここより１寸下部の胆嚢穴がよいとされる。風市（ふうし　G₃₁）は大腿外側皮神経痛に用いるが、かゆみにも効果がある。環跳（かんちょう　G₃₀）は少陽と太陽の交会穴であり、圧痛がよく出るため下肢痛のトリガーに用いられる。環跳と大転子を結んだ線を正三角形の底辺としてもう一つの頂点を機穴（きけつ）といい、骨空論によく出てくる。膝関節痛のトリガーによく用いられる。帯脈（たいみゃく　G₂₆）はその名のとおり少陽と帯脈の交会穴であり、帯脈の疾患によく用いられる。肩井（けんせい　G₂₁）は僧帽筋の筋腹にあるが、僧帽筋の筋膜剥離の際によく用いられる。東洋医学的には虚熱を取り乳汁分泌を高める作用がある。風池（ふうち　G₂₀）は手足少陽と陽維の交会穴であり、感冒の風をとり病が少陽に伝播しないために感冒初期に取穴する経穴である。また眼疾患の際には網膜の血流を改善する

足 の 少 陽 胆 経 (1)

Gall-bladder meridian

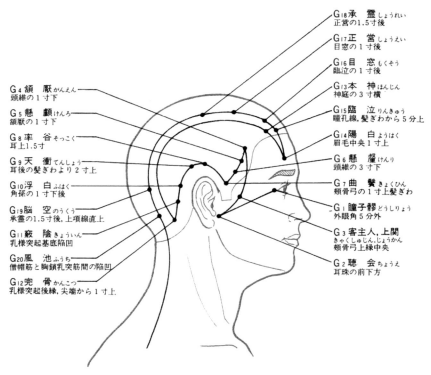

G₄ 頷 厭 かんえん
頭維の1寸下

G₅ 懸 顱 けんろ
頷厭の1寸下

G₈ 率 谷 そっこく
耳上1.5寸

G₉ 天 衝 てんしょう
耳後の髪ぎわより2寸上

G₁₀ 浮 白 ふはく
角孫の1寸下後

G₁₉ 脳 空 のうくう
承霊の1.5寸後,上項線直上

G₁₁ 竅 陰 きょういん
乳様突起基底陥凹

G₂₀ 風 池 ふうち
僧帽筋と胸鎖乳突筋間の陥凹

G₁₂ 完 骨 かんこつ
乳様突起後縁,尖端から1寸上

G₁₈ 承 霊 しょうれい
正営の1.5寸後

G₁₇ 正 営 しょうえい
目窓の1寸後

G₁₆ 目 窓 もくそう
臨泣の1寸後

G₁₃ 本 神 ほんじん
神庭の3寸横

G₁₅ 臨 泣 りんきゅう
瞳孔線,髪ぎわから5分上

G₁₄ 陽 白 ようはく
眉毛中央1寸上

G₆ 懸 釐 けんり
頭維の3寸下

G₇ 曲 鬢 きょくびん
頬骨弓の1寸上髪ぎわ

G₁ 瞳子髎 どうしりょう
外眼角5分外

G₃ 客主人,上関
きゃくしゅじん,じょうかん
頬骨弓上縁中央

G₂ 聴 会 ちょうえ
耳珠の前下方

足 の 少 陽 胆 経 (2)

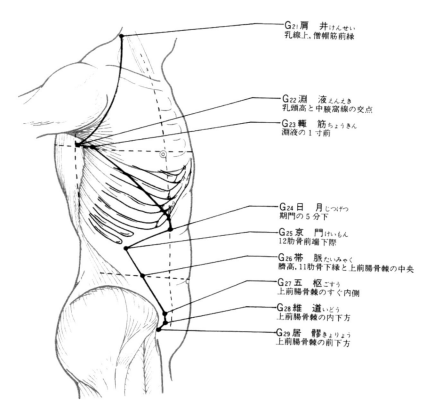

G₂₁ 肩 井 けんせい
乳線上,僧帽筋前縁

G₂₂ 淵 液 えんえき
乳頭高と中腋窩線の交点

G₂₃ 輒 筋 ちょうきん
淵液の1寸前

G₂₄ 日 月 じつげつ
期門の5分下

G₂₅ 京 門 けいもん
12肋骨前端下際

G₂₆ 帯 脈 たいみゃく
臍高,11肋骨下縁と上前腸骨棘の中央

G₂₇ 五 枢 ごすう
上前腸骨棘のすぐ内側

G₂₈ 維 道 いどう
上前腸骨棘の内下方

G₂₉ 居 髎 きょりょう
上前腸骨棘の前下方

図11

足 の 少 陽 胆 経 (3)

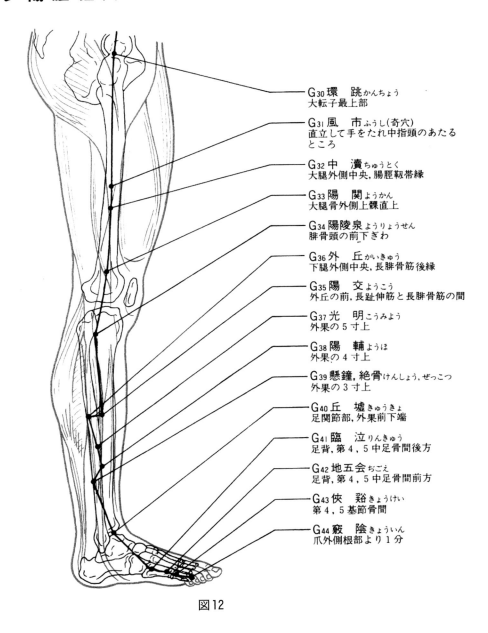

G₃₀環　跳かんちょう
大転子最上部

G₃₁風　市ふうし(奇穴)
直立して手をたれ中指頭のあたる
ところ

G₃₂中　瀆ちゅうとく
大腿外側中央,腸脛靱帯縁

G₃₃陽　関ようかん
大腿骨外側上髁直上

G₃₄陽陵泉ようりょうせん
腓骨頭の前下ぎわ

G₃₆外　丘がいきゅう
下腿外側中央,長腓骨筋後縁

G₃₅陽　交ようこう
外丘の前,長趾伸筋と長腓骨筋の間

G₃₇光　明こうみょう
外果の 5 寸上

G₃₈陽　輔ようほ
外果の 4 寸上

G₃₉懸鐘,絶骨けんしょう,ぜっこつ
外果の 3 寸上

G₄₀丘　墟きゅうきょ
足関節部,外果前下端

G₄₁臨　泣りんきゅう
足背,第 4,5 中足骨間後方

G₄₂地五会ちごえ
足背,第 4,5 中足骨間前方

G₄₃俠　谿きょうけい
第 4,5 基節骨間

G₄₄竅　陰きょういん
爪外側根部より 1 分

図12

効果もあり、頚部の筋肉性疼痛では上方のトリガーになる。脳空（のうくう　G_{19}）は少陽と陽維の交会穴であり、陽維の頭痛やめまいに用いる。承霊（しょうれい　G_{18}）は少陽と陽維の交会穴で頭痛や鼻づまりに用いる。正営（しょうえい　G_{17}）も少陽と陽維の交会穴であり、頭痛やめまいに用いる。目窓（もくそう　G_{16}）は少陽と陽維の交会穴でその名のとおり眼疾患に用いる。頭臨泣（あたまのりんきゅう　G_{15}）も少陽と陽維の交会穴であり、角膜の翳膜に用いる。

　この正営・目窓・頭臨泣は長野式 kiiko スタイルで用いる。陽白（ようはく　G_{14}）は少陽と陽維と陽明の3脈の会であり、前頭部痛や眼瞼痙攣に用いる。完骨（かんこつ　G_{12}）は太陽と少陽の会であり、頚項部痛や寝違えに用いる。頭竅陰（あたまのきょういん　G_{11}）は少陽と太陽の会で耳鳴りに用いる。浮白（ふはく　G_{10}）は太陽と少陽の会で頭痛や耳鳴りに用いる。率谷（そっこく　G_8）は太陽と少陽の会で片頭痛や子供のひきつけに用いるが、山元式基本点のひとつである。曲鬢（きょくひん　G_7）は太陽と少陽の会であり、耳鳴りや眼疾患に用いる。懸釐（けんり　G_6）は少陽と陽明の会で片頭痛や外眼角の疼痛に用いる。懸顱（けんろ　G_5）は少陽と陽明の会であり、熱性疾患の頭痛に用いる。頷厭（がんえん　G_4）は少陽と陽明の会で片頭痛やめまいに用いる。聴会（ちょうえ　G_2）は耳鳴りに用いる。瞳子髎（どうしりょう　G_1）は太陽と少陰の会で頭痛や眼疾患に用いる。網膜の血流を改善する効果がある。

[10] 厥陰肝経（図13）

　太敦（たいとん　Liv_1）は肝経の井穴で意識障害や子宮下垂などに用いる。行間（こうかん　Liv_2）は肝経の栄穴で本来なら経の熱を取る作用であるが、陰経の陰であるため肝臓の熱を取る作用を併せ持っている。これは「栄輸は外経を治す」の例外である。太衝（たいしょう　Liv_3）は肝経の原穴で肝の虚証に用いることが多い。中封（ちゅうふう　Liv_4）は肝経の経穴で肝の浮腫に用いるが、長野式では瘀血の治療に用いる。蠡溝（れいこう　Liv_5）は肝経の絡穴で肝経のかゆみや湿疹に用いる。いわゆる外陰部のかゆみである。中都（ちゅうと　Liv_6）は肝経の郄穴でヘルニアや不正出血に用いる。いわゆる陰経の郄穴の作用である。曲泉（きょくせん　Liv_8）は肝経の合穴で経絡治療では肝経の虚証に陰谷とともに用いる。章門（しょうもん　Liv_{13}）は八会穴のひとつで臓会穴であり太陰脾経の募穴とされる。肝の虚証だけでなく腹鳴や嘔吐などにも効果がある。期門（きもん　Liv_{14}）は足の太陰、厥陰、陰維の会とされ、肝経の募穴である。

[11] 手厥陰心包経（図14）

　天池（てんち　CX_1）は手厥陰と足少陽の交会穴で乳房疾患に少沢らとともに用いる。深刺はしてはならない。灸治療もよい。天泉（てんせん　CX_2）は肩や腕の痛みに腕骨とともに用いる。曲沢（きょくたく　CX_3）は血門穴の代表で嘔吐・下痢や熱中症による発熱に委中とともに用いる（四弯穴）。郄門（げきもん　CX_4）は心包経の郄穴で陰経の郄穴は止血の作用のとおり心痛以外に吐血に用いる。心血虚の不眠には神門とともに用いる。間使（かんし　CX_5）は心包経の経穴で心痛以外に太衝を組み合わせストレス性のうつ状態やパニックに用いる。内関（ないかん　CX_6）は心包経の絡穴で陰維脈と交会する。心包は陰血の母、三焦は陽気の父と言われるように血と気の調整を行う経穴である。内関・太衝は四関穴といわれ自律神経調整の要穴であり、心冠状動脈の血流改善の効果がある。また肺手術の針麻酔の重要穴でもある。胃部不快や宿酔には公孫とともに用いる。また認知症に足三里とともに用いるとよい。大陵（だいりょう　CX_7）は心包経の原穴であり輸穴でもある。心・胸部痛に用いる。労宮（ろうきゅう　CX_8）

足 の 厥 陰 肝 経 (1)
Liver meridian

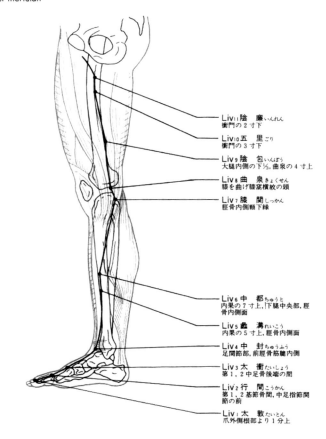

Liv11 陰　廉 いんれん
衝門の 2 寸下

Liv10 五　里 ごり
衝門の 3 寸下

Liv9 陰　包 いんぽう
大腿内側の下⅓,曲泉の 4 寸上

Liv8 曲　泉 きょくせん
膝を曲げ膝窩横紋の頭

Liv7 膝　関 しっかん
脛骨内側顆下縁

Liv6 中　都 ちゅうと
内果の 7 寸上,下腿中央部,脛
骨内側面

Liv5 蠡　溝 れいこう
内果の 5 寸上,脛骨内側面

Liv4 中　封 ちゅうふう
足関節部,前脛骨筋腱内側

Liv3 太　衝 たいしょう
第 1, 2 中足骨後端の間

Liv2 行　間 こうかん
第 1, 2 基節骨間,中足指節関
節の前

Liv1 太　敦 たいとん
爪外側根部より 1 分上

足 の 厥 陰 肝 経 (2)

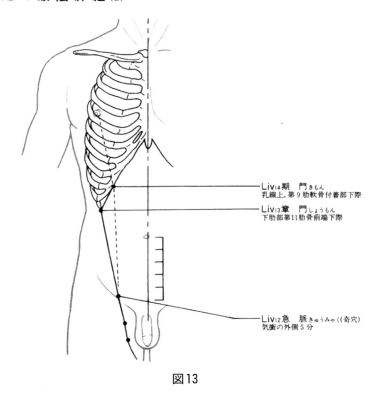

Liv14 期　門 きもん
乳線上,第 9 肋軟骨付着部下際

Liv13 章　門 しょうもん
下肋部第11肋骨前端下際

Liv12 急　脈 きゅうみゃく((奇穴)
気衝の外側 5 分

図13

手の厥陰心包経

Pericardium meridian

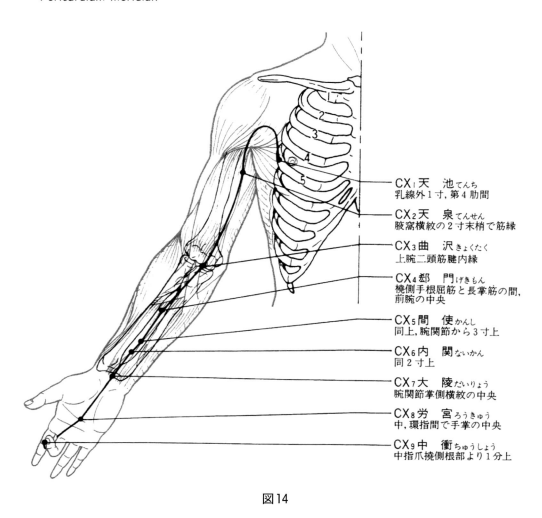

CX₁天　池 てんち
乳線外1寸, 第4肋間

CX₂天　泉 てんせん
腋窩横紋の2寸末梢で筋縁

CX₃曲　沢 きょくたく
上腕二頭筋腱内縁

CX₄郄　門 げきもん
橈側手根屈筋と長掌筋の間,
前腕の中央

CX₅間　使 かんし
同上, 腕関節から3寸上

CX₆内　関 ないかん
同2寸上

CX₇大　陵 だいりょう
腕関節掌側横紋の中央

CX₈労　宮 ろうきゅう
中, 環指間で手掌の中央

CX₉中　衝 ちゅうしょう
中指爪橈側根部より1分上

図14

は心包経の栄穴であり、急性胃痛に内関とともに用いる。高麗針（手のひら針）の重要経穴である。また手湿疹にも用いられる。中衝（ちゅうしょう　CX₉）は心包経の井穴であり、心包虚証に用いるが、指先で針を打ちにくい。その場合には補井は補栄、瀉井は瀉合の原則を思い出し、栄穴の労宮を用いることが多い。また失語症や夜泣きにも用いる。

⑫ 手少陽三焦経（図15）

　関衝（かんしょう　T₁）は少陽経の原穴でありショック状態や熱中症に用いられる。水溝・内関とともに用いる。舌のこわばりには瘂門とともに用いる。液門（えきもん　T₂）は少陽経の栄穴であり、喉の痛みに魚際とともに用いる。三焦経の耳鳴りには耳門・聴宮とともに用いる。中渚（ちゅうしょ　T₃）は少陽経の栄穴で三焦経の耳鳴りに侠谿・耳門・聴宮ともに用いる。陽池（ようち　T₄）は少陽経の原穴で手の痛みに用いる。下垂手には腕骨とともに用いる。妊娠悪阻には中脘（灸）とともに用いる。陽池は灸治療の場合には2分内側をとる（深谷流）。外関（がいかん　T₅）は絡穴で陽維脈の交会穴である。陽維の病に足臨泣とともに用いる。感冒による発

手 の 少 陽 三 焦 経 (1)

Triple energizer meridian

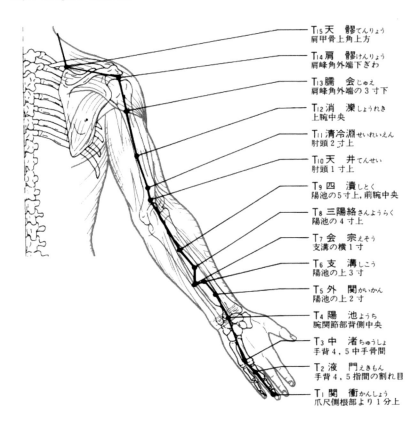

T₁₅ 天 髎 てんりょう
肩甲骨上角上方

T₁₄ 肩 髎 けんりょう
肩峰角外端下ぎわ

T₁₃ 臑 会 じゅえ
肩峰角外端の 3 寸下

T₁₂ 消 濼 しょうれき
上腕中央

T₁₁ 清冷淵 せいれいえん
肘頭 2 寸上

T₁₀ 天 井 てんせい
肘頭 1 寸上

T₉ 四 瀆 しとく
陽池の 5 寸上, 前腕中央

T₈ 三陽絡 さんようらく
陽池の 4 寸上

T₇ 会 宗 えそう
支溝の横 1 寸

T₆ 支 溝 しこう
陽池の上 3 寸

T₅ 外 関 がいかん
陽池の上 2 寸

T₄ 陽 池 ようち
腕関節部背側中央

T₃ 中 渚 ちゅうしょ
手背 4, 5 中手骨間

T₂ 液 門 えきもん
手背 4, 5 指間の割れ目

T₁ 関 衝 かんしょう
爪尺側根部より 1 分上

手 の 少 陽 三 焦 経 (2)

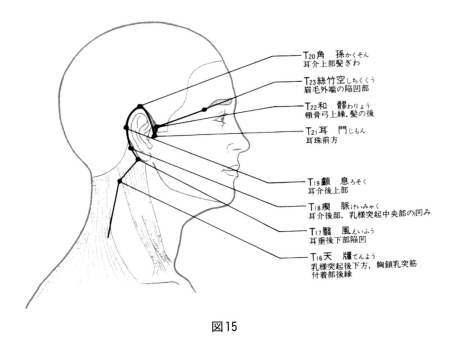

T₂₀ 角 孫 かくそん
耳介上部髪ぎわ

T₂₃ 絲竹空 しちくくう
眉毛外端の陥凹部

T₂₂ 和 髎 わりょう
頬骨弓上縁, 髪の後

T₂₁ 耳 門 じもん
耳珠前方

T₁₉ 顱 息 ろそく
耳介後上部

T₁₈ 瘈 脈 けいみゃく
耳介後部, 乳様突起中央部の凹み

T₁₇ 翳 風 えいふう
耳垂後下部陥凹

T₁₆ 天 牖 てんよう
乳様突起後下方, 胸鎖乳突筋
付着部後縁

図15

熱には大椎・曲池・合谷とともに用いる。上肢の麻痺には肩髃・曲池・手三里・合谷とともに用いる。支溝（しこう　T_6）は経穴で肋間神経痛に陽陵泉とともに用いる。また常習便秘に足三里・天枢とともに用いるのは有名である。会宗（えそう　T_7）は郄穴で上肢の痛みに用いるが耳聾には聴宮・聴会・翳風とともに用いる。また小児の癲癇に百会・大椎とともに用いる。三陽絡（さんようらく　T_8）は太陽・陽明・少陽の３つの陽脈に連絡する。下肢では三陰交と通じている。手や腕の痛みや言語障害には風池・廉泉とともに用いる。四瀆（しとく　T_9）は前腕の痛みや肘関節痛に用いるが、長野式鍼灸でよく用いられる。天牖とともに咽頭処理に用いられる。天井（てんせい　T_{10}）は合穴で肘関節の屈伸困難に曲池（閃坐３穴）とともに用いる。瘰癧には翳風・百労とともに用いる。清冷淵（せいれいえん　T_{11}）は肩腕の挙上困難に肩髃・曲池・巨骨とともに用いる。消濼（しょうれき　T_{12}）は頭痛や頚部のこわばりに用いる。臑会（じゅえ　T_{13}）は手の少陽と陽維の交会穴で、肩関節の痛み以外に鬱熱を取る働きもある。肩関節痛には肩髎（けんりょう　T_{14}）を用いる。肩の痛みが少陽経に由来するといわれる所以である。肩髎は肩の痛みに肩髃・臑兪・曲池などと用いる。天髎（てんりょう　T_{15}）は手少陽と陽維の交会穴で肩腕の痛みに用いる。天牖（てんよう　T_{16}）は頭痛や顔面の浮腫に用いるが、長野式鍼灸の重要穴で、喉の痛みに効果があり、咽頭処理の経穴であり診断穴でもある。翳風（えいふう　T_{17}）は手足少陽の交会穴であり、耳鳴り、顔面神経麻痺などに用いる。また安眠穴として用いられることもある。瘈脈（けいみゃく　T_{18}）は片頭痛や耳鳴りに効果がある。顱息（ろそく　T_{19}）は耳鳴りや頭痛に用いる。角孫（かくそん　T_{20}）は手太陽と手足少陽の交会穴で眼疾患に用いる。耳門（じもん　T_{21}）は名前のとおり耳疾患に用いる。最近では完骨と風池の中点の副神経点もしくは耳鼻科点を併用することが多い。和髎（わりょう　T_{22}）は手足少陽と手太陽の交会穴であり、片頭痛に風池・太陽とともに用いる。耳鳴りには太谿・翳風とともに用いる。絲竹空（しちくくう　T_{23}）は足少陽の脈気が発するところといわれ、眼疾患に攢竹・太陽・風池・合谷・晴明とともに用いる。

13 手太陽小腸経 (図16)

　少沢（しょうたく　Si_1）は井穴で喉の炎症や乳汁分泌不全に用いる。前谷（ぜんこく　Si_2）は栄穴で熱病や手のしびれに用いる。手の痛みに合谷、曲池（閃坐）、外関とともに用いることが多い。後谿（こうけい　Si_3）は輸穴であり督脈との交会穴である。手の痙攣拘縮以外に頭痛に風池・百会・太陽とともに用いる。腕骨（わんこつ　Si_4）は原穴で頭痛や頚部のこわばりに用いるほか目の翼状片にも用いる。陽谷（ようこく　Si_5）は経穴で頚部の痛みや手の痛みに用いる。養老（ようろう　Si_6）は郄穴で物がはっきり見えないという明目作用のほか吃逆には内関・膈兪とともに用いる。支正（しせい　Si_7）は絡穴で頚部のこわばりや手の痛みのほかに心痛や喉の渇きに神門とともに用いる。原絡配穴ではよく用いる。小海（しょうかい　Si_8）は合穴で、ほほの腫れや後頚部痛に用いるが、癲狂癇に合谷・大陵・神門・行関・心兪とともに用いる。これは心身疾患に用いる十三鬼穴としてまとめられている。肩貞（けんてい　Si_9）は肩甲部の痛みや手の痛みに用いる。臑兪（じゅゆ　Si_{10}）は手太陽と陽維、陽蹻脈との交会穴で肩のだるさや痛みに用いられる。天宗（てんそう　Si_{11}）は肩の痛みや肘の痛みに用いられるが、痃癖では心下痞の反応点（天宗３穴）として知られている。秉風（へいふう　Si_{12}）は手陽明、太陽、手足少陽の交会穴で肩甲部の痛みに用いる。五十肩でよく用いる経穴である。曲垣（きょくえん　Si_{13}）は肩甲部のこわばりと痛みに用いる経穴である。肩外兪（けんがいゆ　Si_{14}）は肩背部の痛みや頚部の拘縮に用いる。痙性斜頚では肩甲挙筋のトリガーポイントとしてよく用いられ

手 の 太 陽 小 腸 経 (1)
Small intestine meridian

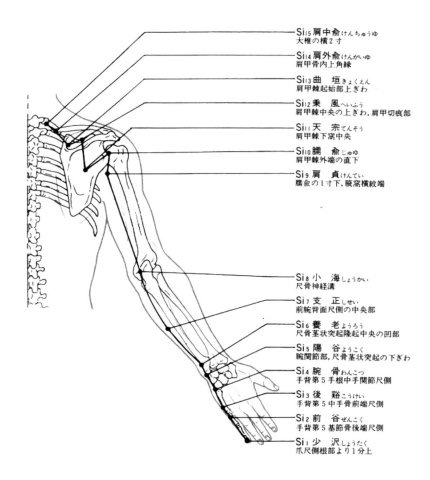

Si15 肩中兪 けんちゅうゆ
大椎の横2寸

Si14 肩外兪 けんがいゆ
肩甲骨内上角縁

Si13 曲 垣 きょくえん
肩甲棘起始部上ぎわ

Si12 秉 風 へいふう
肩甲棘中央の上ぎわ,肩甲切痕部

Si11 天 宗 てんそう
肩甲棘下窩中央

Si10 臑 兪 じゅゆ
肩甲棘外端の直下

Si9 肩 貞 けんてい
臑兪の1寸下,腋窩横紋端

Si8 小 海 しょうかい
尺骨神経溝

Si7 支 正 しせい
前腕背面尺側の中央部

Si6 養 老 ようろう
尺骨茎状突起隆起中央の凹部

Si5 陽 谷 ようこく
腕関節部,尺骨茎状突起の下ぎわ

Si4 腕 骨 わんこつ
手背第5手根中手関節尺側

Si3 後 谿 こうけい
手背第5中手骨前端尺側

Si2 前 谷 ぜんこく
手背第5基節骨後端尺側

Si1 少 沢 しょうたく
爪尺側根部より1分上

手 の 太 陽 小 腸 経 (2)

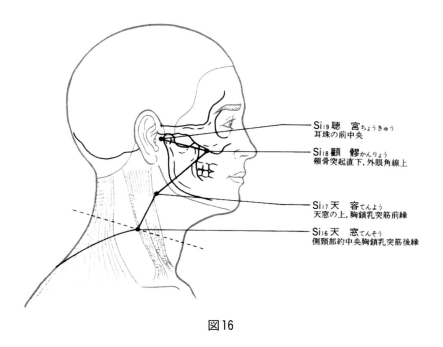

Si19 聴 宮 ちょうきゅう
耳珠の前中央

Si18 顴 髎 かんりょう
頬骨突起直下,外眼角線上

Si17 天 容 てんよう
天窓の上,胸鎖乳突筋前縁

Si16 天 窓 てんそう
側頸部約中央胸鎖乳突筋後縁

図16

る。肩中兪（けんちゅうゆ　Si₁₅）は肩背部の痛み以外に喘息にも用いられる。天窓（てんそう Si₁₆）は咽頭部の腫脹や疼痛に用いる。小野式鍼灸の反応点として有名である。天容（てんよう Si₁₇）も同じく咽頭部の反応点として用いる（首周六合診）。顴髎（かんりょう　Si₁₈）は手少陽と太陽の交会であり、口や目のゆがみ、眼瞼痙攣に用いる。聴宮（ちょうきゅう　Si₁₉）は手足少陽と手太陽の交会穴であり、耳鳴りや聾に用いるが耳閉感によいとされる。

　さらに奇経の督脈と任脈を図示する（図17・18）。

　このように経穴は局所作用（その部位の痛みやしびれ）と弁証作用（経穴独特の作用）、経験作用（古典などで経験的に知られている）の3つの作用があることを覚えておかなければいけない。

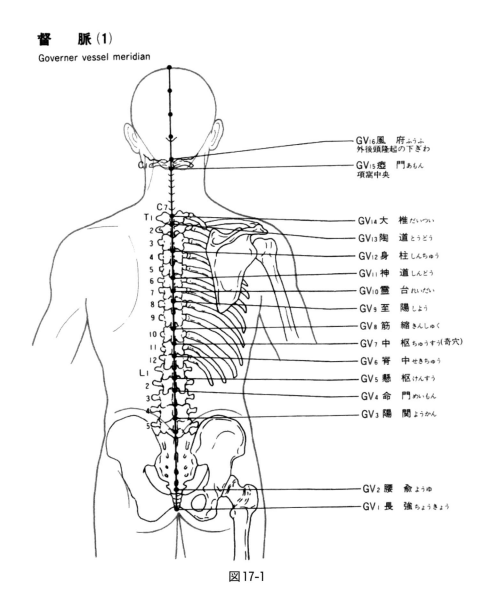

図17-1

督　脈 ⑵

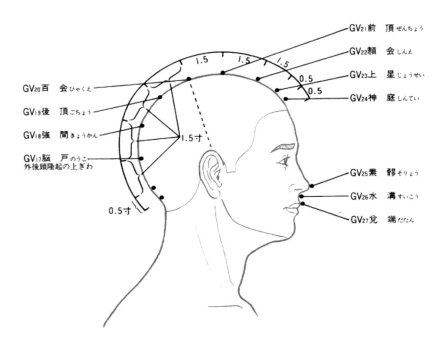

GV₂₀ 百　会 ひゃくえ

GV₁₉ 後　頂 ごちょう

GV₁₈ 強　間 きょうかん

GV₁₇ 脳　戸 のうこ
外後頭隆起の上ぎわ

0.5寸

1.5寸

1.5　1.5　1.5
0.5
0.5

GV₂₁ 前　頂 ぜんちょう

GV₂₂ 顖　会 しんえ

GV₂₃ 上　星 じょうせい

GV₂₄ 神　庭 しんてい

GV₂₅ 素　髎 そりょう

GV₂₆ 水　溝 すいこう

GV₂₇ 兌　端 だたん

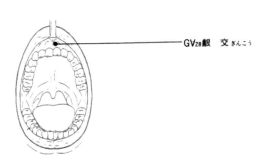

GV₂₈ 齦　交 ぎんこう

図17-2

任　脈

Conception vessel meridian

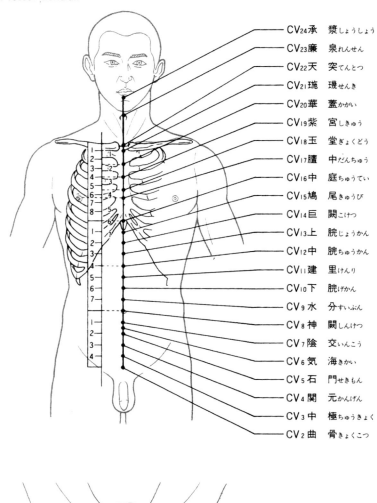

- CV24承　漿しょうしょう
- CV23廉　泉れんせん
- CV22天　突てんとつ
- CV21璇　璣せんき
- CV20華　蓋かがい
- CV19紫　宮しきゅう
- CV18玉　堂ぎょくどう
- CV17膻　中だんちゅう
- CV16中　庭ちゅうてい
- CV15鳩　尾きゅうび
- CV14巨　闕こけつ
- CV13上　脘じょうかん
- CV12中　脘ちゅうかん
- CV11建　里けんり
- CV10下　脘げかん
- CV9水　分すいぶん
- CV8神　闕しんけつ
- CV7陰　交いんこう
- CV6気　海きかい
- CV5石　門せきもん
- CV4関　元かんげん
- CV3中　極ちゅうきょく
- CV2曲　骨きょくこつ

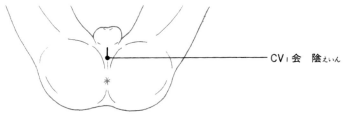

- CV1会　陰えいん

図18
（『実用鍼灸学』『実用鍼灸内科学』に加筆しました）

実際の治療手順（脈診の手順）

①まず脈差診で両側の尺をみる。次いで寸の脈をみて心が強ければ（心と肺の脈差比較で）腎経虚証。

②腎経虚証では復溜・経渠だけでは副交感が上がりにくい。必ず中医弁証を腎陰が弱いか、腎陽が弱いか、腎陰なら肝陰まで及んでいるか、両側の関上脈をみて診断する（脈状診）。腎陰虚・肝腎陰虚・肝陽上亢など、腎陽なら脾陽はどうか、心に水は及んでいるか、腎陽虚・腎陽虚水汎・水気凌心など。この際に患者の体つきから虚実の判断を間違えないように。また渋脈は触れた瞬間にわかる。渋脈はパルスが必要になるため必ず診断を忘れないように。骨粗鬆症や亀背をともなう腰痛症はまちがいなく腎経虚証である。

③①で心が強くないなら、肝経虚証か脾・肺経虚証である。両側の関上脈をみること（脈差）。これらは経絡治療でよく副交感が上がる。

④肝が強く触れる場合は肝に実があるかどうか腹部の胸脇苦満を診断する。左だけに胸脇苦満があれば胆気陽亢になっている。いずれも心身的な訴えが多い。この場合には人差し指を5分中枢側にずらして（上関上）短脈を診断する。右手の短脈は心の反応、左手の短脈は胆の反応である。

⑤この際に肋骨下にひろく圧痛がある場合には膈不通であり、奇経に反応が出る。もう一度脾と肝の差をみて、脾が優位なら上半身に、肝が優位なら下半身に反応が出るため気口九道診で奇経判断をする（脈のゆがみ診）。

⑥肝が弱く感じたら、腎と肝の2経虚証かもしれない。その場合には頚部の首周六合診をみて、反応があれば2経虚証であり、なければ肝の虚証である。また、腎経虚証の場合に心の脈を按じると弱くなり、心包の脈を強く触れる場合は相火の亢進である。やはり頚部の反応点で鍼灸診断をする。

⑦頚部の反応が扶突にあれば山元式頭皮鍼を用いる。天容・天牖に反応があれば、長野式鍼灸がよい。風池・天柱に反応があれば焦式頭皮鍼がよい。胸鎖乳突筋の下部に反応（気舎）があれば奇経診断にもどる。山元式は神経難病によい。長野式鍼灸はアレルギーに強く、陰陽交叉法は眼疾患に強い。

⑧⑤で脾が弱く感じたら、肺はどうかをみる。脾が強く感じたら、実証の場合には水毒の存在が疑われる。三焦弁証に移行する。邪在膜原・三焦湿阻など。リンパ系の疾患は水毒の反応が多い。虚証の場合には冷えがある場合が多い。寒の弁証に移行する。寒滞肝脈・少陰寒凝・寒凝阻褐肺など。肺が浮いている場合にはウイルス性の急性疾患が多い。傷寒論か温病学で弁証する。感冒かアレルギー性疾患かの鑑別で役に立つ。内科疾患は中医学が強い。

⑨以上で副交感の診断ができる。⑧で疼痛・腫脹が経から絡に広がっている場合には心包経の異常がある。心経が弱い場合や相火の亢進の場合、心包経に異常を認める場合には必ず頚部に反応が出る。

⑩次いで疼痛疾患の場合には、トリガーを調べなければいけない。脾と肝の脈差が役に立つ。脾が強い場合には疼痛部位よりも下部に、肝が強い場合には疼痛部位よりも上部にトリガーが出ることが多い。この際疼痛部位を触診して筋肉性のトリガーか神経性のトリガーかを診断する必要がある。

⑪筋肉性のトリガーなら三焦つまり寸・関・尺で上焦・中焦・下焦の診断が役に立つ（陰実

脈）。例えば肩関節周囲炎では肺が強ければ条口、心が強ければ承山、腰痛では腎陰が強ければ膀胱系、腎陽が強ければ胆経というように。

⑫神経性のトリガーなら、気口九道診での診断が役に立つ。郄穴や輸穴に反応が出ることが多い（脈のゆがみ診）。

⑬心包経に反応が出る場合（関節リウマチや膠原病など）は最も強い脈証を診断して異常絡があるかどうかをみる。強い脈をおさえた時にその他の脈状が反応するかどうか。つまり異常な絡のつながりがある場合には相生関係なら69難、相克関係なら75難を用いると副交感がうまく持ち上がる。

⑭小児の場合には腹部の濁音・清音の有無で臓腑の診断をする。この際には良導絡を用いると片側の異常な電位の上昇を認めることが多い。新経絡療法が役に立つ。時間がない場合には腹診だけで診断する場合もある。新経絡は経絡診断で異常の絡を診断できる。主になる経絡の原穴に皮内鍼をはり、副になる経絡の指を動かして治療する。

⑮副交感の刺激はあくまでも浅刺（和鍼では皮膚から4mmまで、中国鍼では皮膚から1cmまで）、トリガーポイントは天・地・人の人まで刺激できるズーンという指の感覚を覚えなければいけない。

⑯癌疾患の場合には肝と脾の強さを見る。肝が強い場合には背部臓熱点にトリガーが出る。脾が強い場合には足の裏にトリガーが出る。免疫抑制蛋白が強い場合（腹水や胸水がある場合、分泌型乳癌、胃の硬癌や甲状腺の未分化癌など）は井穴の刺絡が役に立つ。また一番強く触れる脈をグッと骨まで按じたときに他の5部位のどれかが弱くなる。これが異常絡の存在を示す（十河式）。この場合には強い脈証の陽経の郄穴か陰経の絡穴と、弱くなった経絡の郄穴か絡穴に反応点が出現する。足の裏の癌根点とともにビワの葉灸を用いると良い。

⑰神経難病の場合には膈不通が多く、奇経診断が役に立つ。ALSやCBDなどで筋肉の萎縮が強い場合にはバランス療法がよい。手の甲の反応点と同じ足の甲の部位を刺激する。

⑱血液疾患では三焦弁証が役に立つ。三焦湿阻や邪在膜原が多い。邪在膜原の場合には上腹部を3等分して肺・膈（胆）・脾の経穴を選択する（経方理論）。骨髄の刺激には腕顆鍼が役に立つ。

⑲内臓痛を取りたい場合には皮膚デルマトームにそった夾脊穴を使うこともある。ただしチクチク療法はリバウンドを起こすため鍼灸で刺激した方がよい。

⑳心身症では肝経の反応では四花穴や肩甲骨内側に反応が出る。心経では頭部の刺激がよい、これは炎症性サイトカインを減らすためである。

㉑清熱解毒法では中国鍼が役に立つ。経絡弁証をしてから郄穴や経穴を刺激する。

㉒婦人科疾患では胞宮弁証が重要、排卵は交感神経、着床と妊娠の維持は副交感神経の刺激になるので間違えないように、耳鍼も同様である。不妊の患者さんに交感神経の刺激だけではいけない。

㉓能ある鷹は爪を隠す。もてる知識と技術をすべて示そうとしてはいけない、特に初診では鍼灸穴は半分以下にすること。なるべく少数穴で治療できるように勉強をしよう。ドーゼをよく見ることは初心者でも熟練者でも重要である。

注：先補後瀉にならない場合は感冒・ウイルス疾患で、これは肺脈浮がポイントである。それと中満いわゆる飲みすぎや食べすぎは胃脈浮がポイントである。この2症例では最初から交感神経の刺激が必要である（後瀉）。

鍼灸診断学

　鍼灸の診断学は古典では問診・舌診・腹診・脈診で総合的にみるのが原則であるが、現代診断学でもかなりの部分で診断が可能である。例えば、問診で骨粗鬆症であればほぼ腎経虚証であり、不整脈を訴えれば、心経に異常がある。それをふまえて、一番重要な脈診を解説する。脈は手首の橈骨動脈を３本の指で押さえて診断する。おおよそ橈骨動脈は診断する方の中指の下に橈骨のもりあがった部位があり（高骨という）、そこを中心として診断医の薬指の部分は坂道をあがるところ、つまり血流速度をみるのに適しており、坂道の頂上は血管内の血漿量や血清浸透圧をみるのに適している。また血管内に異常血液流入があれば示指の下で高骨によって飛び跳ねた血管をみるため、風邪の初期などに皮膚のすぐ下で血管を触れ押さえると消える血管をみる。これは浮脈といい風邪の初期やアドレナリンが多く出ている心身症に多い脈状である。さらに右手の橈骨動脈は心臓からダイレクトに腕頭動脈をとおり流れるが、左手の橈骨動脈は一度大動脈弓にあたり少し脈流がおちてから手首に流れる。そのため右手の脈を「気」の脈といい、左手の脈を「血」の脈という。即ち患者さんの右手の脈は、診断医の示指の脈は感冒の初期にはリンパ系の増大をみるため肺の脈、中指は血管内の循環血漿量をみるため脾の脈、薬指は副腎内分泌系の増大をみるため腎、もしくは腎陰の脈という。さらに左手の示指はアドレナリン系の増大を見るため心の脈、中指は自律神経にて血管の収縮をみるため肝の脈、薬指はドーパミン系の脳内内分泌をみるため心包もしくは腎陽の脈といわれる（図19・20）。

鍼灸診断学　脈診で何がわかるか

- 脈診はなぜ重要か
- 　　　　　　　　血流速度　血漿量　浮脈

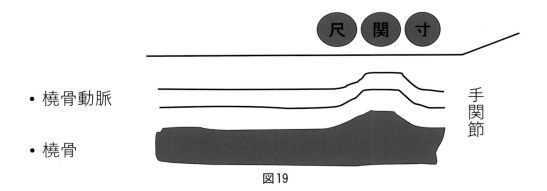

図19

鍼灸診断学　脈状診　中医診断に

渋は立ち上がりが悪い　滑は妊娠中　弦はストレス　細は貧血
沈は抑え込む脈　伏は抑え込んでも強い脈　濡は水滞　繋は外邪
浮は浮いている

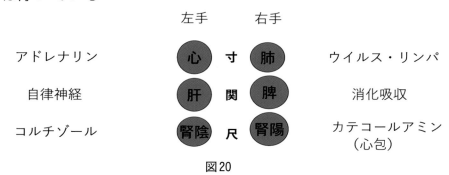

図20

① 鍼灸治療の基本

　鍼灸は具合がいいがくせになるからいやだと、一般の人はよくいう。これは本当のことか、実は自律神経から鍼灸治療をみてみるとそのヒントがでてくる。この研究は元筑波大の西條一止先生の著書に詳しいが、ここでサマリーを紹介する。

　自律神経の測定には心電図 RR 感覚の解析が役に立つが、重要なポイントは自律神経の交感神経と副交感神経はシーソーのバランスではないということである。まず患者さんの体位によっても大きく異なる。そこで Plus wave monitor を使って自律神経バランスを調べてみると、仰臥位では副交感神経が優位になるが、腹臥位では交感・副交感ともに抑制される。立位では交感神経優位になるが、座位では副交感神経が優位になるということがわかった。つまり腰痛の患者さんをいきなり腹臥位にして治療を始めると副交感神経は上がりにくくまた、交感神経も上がりにくいということ、つまり治療がうまくいかないということである。もちろん鎮痛のためには交感神経の刺激が重要であるが、今度は時間軸で自律神経を見てみると、交感神経優位の治療をすると24時間後は副交感神経が優位になるが、48時間後には再び交感神経が優位になるという。これをリバウンドと呼ぶ。つまり交感神経だけの刺激をするとリバウンドを起こしてふたたび疼痛がぶりかえすということであり、これを一般の方はくせになると表現していたのである。これは鍼灸界では「阿是穴治療家」といって最も忌み嫌う方法である。これを避けるために各治療家は様々な手技を研究してきた。その一つが経絡治療であり、また良導絡治療であり、長野式治療であり、太極鍼治療などであった。これらは副交感神経を刺激する方法なのである。副交感神経を先に刺激してから、次いで鎮痛の交感神経を刺激すると長い間自律神経の緊張が得られ、リバウンドを起こさずに長い鎮痛効果が得られるばかりか、血流促進や鎮痛サイトカインの誘導により疾患を治癒方向に傾けるのである。これを同調作用という。また鍼灸界では「本治法」といって最も重要な手技とされる。では副交感神経を刺激する方法とはどんなものがあるのか、先ほど例を挙げた経絡治療や良導絡治療などであるが、それらを紹介してみたい（『鍼灸医療への科学的アプローチ』より）。

鍼灸治療の禁忌

　鍼灸治療は昔から肺・心臓・眼球に打ってはならないとされる。確かに肺尖に気腫性肺胞がある場合は肩の治療あるいはまったく違う部位の治療でも気胸を起こすことがある。また肺気腫の場合には肺底部が腎兪付近まで下がっている場合があった。そのような解剖学的な知識を求めるためかつては佐久総合病院では手術室研修があり実際に自分の目でそれぞれの臓器の深さを見るように訓練していた。現在では鍼灸研修が廃止になっており残念である。気胸の場合ほとんどの症例ではステージⅠで2～3日安静にしていれば治癒するのであるが、緊張性気胸の場合には生命にかかわるのですぐに入院が必要である。やはり気腫性肺胞を持っている方に多いようである。これら以外に最近では膝の手術の後に鍼灸をしたために炎症を起こしたことが知られている。膝など関節包を超えて鍼灸をしないように注意したい。さらに志室に1寸以上鍼灸を打ったために腎被膜下血腫を作ったケースがある。これも入院して安静が必要である。刺絡をする先生もいるが、鍼灸的には大変意味のある治療であるが、抗凝固剤を内服して出血傾向のある方には禁忌である。一人の方が刺絡で脳出血を惹起し生命の危機になった方がいる。もちろん強い炎症のある場合にも鍼灸は禁忌である。妊娠中の禁鍼穴というのがあるが、三陰交は強い交感刺激をしなければ妊娠中でも大丈夫である。

　禁忌ではないが「鍼灸治療は具合がよいがくせになって」という言葉を耳にすることがある。これは鍼灸と自律神経の関係で説明できる。そこで自律神経と鍼灸治療の関係を調べてみるために、いわゆる阿是穴治療と言われる交感神経の刺激にのみ（標治法）の54例と本治法と言われる副交感神経の刺激を加えた69例の施術後のリンパ球数を調べてみた。リンパ球数は副交感神経と関係するためである。

　　Ⅰ群　標治法のみ　54例　平均年齢66.2±11.7歳
　　　　疾患　腰痛18例　頚肩腕症候群16例　膝痛10例など

	治療前	治療後（一日後）
リンパ球	34.6±1.2%	31.3±1.2%
顆粒球	57.7±1.3%	61.8±1.3%

　　Ⅱ群　本治法を加えた場合　平均年齢68.8±9.2歳
　　　　疾患　腰痛24例　膝痛23例　頚肩腕症候群10例など

	治療前	治療後（一日後）
リンパ球	31.6±1.0%	40.0±1.1%
顆粒球	60.8±1.1%	52.0±1.1%

　あきらかに本治法を加えると副交感神経の刺激がなされていることがわかる。

　もちろん鎮痛には交感神経の刺激が必要なのであるが、交感神経の刺激だけではリバウンドを起こしてしまう。副交感神経の刺激を加えることでリバウンドのない生体防御に働き長い鎮痛効果がえられる。これを先補後瀉の法といい、鍼灸治療の一番重要なポイントである。

鍼灸治療手技

　副交感神経を刺激する手技はまず①皮膚から 4 mm 程度の浅刺、表皮は部位によっては 3 ～ 5 mm になるが、平均では 4 mm までとする。②体位は座位もしくは仰臥位がよい。③呼気に手技を行う。④通電は感じない程度に。逆に筋肉がぐいぐいと動くような通電は交感神経を優位にする。気管支喘息の際には合谷・孔最に通電療法をすると改善するが、これは交感神経を賦活して気管支を拡張させているためである。そこでリバウンドを起こさないようにするため長座位で治療をし、交感神経だけでなく副交感神経も刺激するようにするのである。また、中医手技にもたくさんの方法がある。①捻転法：副交感刺激は親指を90度前に出しては戻し 1 分間に120回で捻転する。交感神経の刺激つまり瀉法は親指を180度後ろに引きまた戻す手技を 1 分間で60回の速さで行う。②提挿法：補法は針先を素早く数ミリ刺入し、ゆっくり元の位置に引き上げる。瀉法はゆっくり針先を数ミリメートル刺入し、素早く元に戻す。③呼吸法：補法は呼気で刺入、吸気で抜針、瀉法は吸気で刺入、呼気で抜針。④複合補瀉：焼山火は得気を天・地・人の 3 部位で提挿補法を 9 回天から地・人と繰り返す。透天涼は人・地・天でそれぞれ提挿瀉法を 7 回繰り返す。その他にも迎随法や竜虎交戦法などたくさんあるが、代表的なものはこのようなものである。それらを総合すると、副交感神経を刺激する補法は皮膚から 4 mm までの浅刺で呼気に合わせ捻転補法を 9 回繰り返すと最もよい効果が得られる（図21）。

鍼灸手技　　中医鍼灸より

- 捻転補瀉　補法：親指を前に90度捻転　120回/分で
- 　　　　　瀉法：親指を後ろに180度　60回/分で
- 提挿補瀉　補法：早く刺入、ゆっくり引き上げる
- 　　　　　瀉法：ゆっくり刺入、早く引き上げる
- 呼吸補瀉　補法：呼気で刺入、吸気で抜針
- 　　　　　瀉法：吸気で刺入、呼気で抜針
- 複合補瀉　焼山火　天で提挿補法9回・地で補法9回・人で補法9回
- 　　　　　透天涼　人で提挿瀉法7回・地で瀉法7回・天で瀉法7回
- 中医でも浅刺はある

図21

（『鍼灸手技学』より）

鍼灸の治療手順（先補の探し方）

①まず経絡診断を

　経絡理論は本間祥白の理論を原典とし、柳谷素霊らが体系化したもので、現代でも経絡学会や東洋はり医学会で多数勉強会を行っている。テキストとしては首藤伝明先生の『経絡治療のすすめ』や大上勝行先生の『図解よくわかる経絡治療講義』もあるが、学会や勉強会で学習されるのが最も良いと考える。ここでは簡単にそのやり方を解説すると、まず脈差診の基本とは、脈を診断するには六部定位脈差診がわかりやすい（図22・23）。診断医は両側の脈に3本の指をあててゆっくりと沈めていき、最も脈を良く触れるところを腑の脈といい、さらに沈取したところを臓の脈という。それぞれ五行の関係を見ながら、寸口・関上・尺中と左右差を見ていく。そうするとまず関上を比較して脾が肝より弱い場合には脾経虚証か肺経虚証である。次に寸口の左右差を見て肺が弱い場合には（つまり脾と肺が弱いいわゆる相生関係）肺経虚証と考える。中医学では肺は五行の「金」の成分に支配されるため「その虚を補うにはその母を補え」の原則で金の母、肺経輸土穴である太淵と金の母経である脾経の輸土穴太白のペアが基本穴になる。さらに舌診や腹診で肺経の熱がこもっている場合には肺虚熱証といい基本穴のほかに清熱の経渠・商丘を加える。熱がどこに伝播しているかを考え太陽経（頭痛・肩こり）なら太陽経から少沢・養労・足通谷・金門などを取穴する。また肺経に寒がこもっている場合には基本穴に加え寒の存在する経を考え、小腸経なら腕骨、膀胱経なら京骨・飛陽・跗陽、胃経なら衝陽をとる。すべて皮膚から4mmまでの浅刺で副交感神経の刺激が中心であるが熱の場合には瀉法を加えることもある。また中医学では「肺は華蓋の腑」とされ外邪の風寒熱を最も受け入れやすい臓腑といわれ、その場合には傷寒論や温病学で弁証をする。経絡に熱や寒がこもり、それが臓腑に至る場合には中医学で弁証するのがよい。これは後で述べる。

　次に関上で脾が弱く触れるが寸口では心の方が弱く触れる場合には脾経虚症と判断する。脾は五行では土に属するためその母は火になり、基本穴は太白と大陵になる。またこの場合でも腹診で心下痞があり胃熱が疑われる場合には労宮・大都を加え、胃経に熱が伝播している場合には上巨虚、胆経に熱が伝播している場合には陽輔・足臨泣を追加する。中医学では脾は寒に影響されることがほとんどのため、脾にこもった熱は胃に伝播すると考える。脾経の寒証では陽気を補うために大陵・太白に内関・中脘を追加する。内関は心包系の絡穴で「三焦は陽気の父、心包は陰血の母」という言葉があるように内関一穴で陽気と陰血を補う重要な経穴である。中医学では脾の臓腑病に中脘をよく用いるが、上脘（抑）、中脘（和）、下脘（散）の言葉でその働きの違いを覚えておくと良い。

　次いで、関上のつまり中指の脈差が脾より肝が弱く寸口が肺より心が弱い場合には肝経の虚証と考える。肝経の虚証では肝は五行で木に属するためその母は水に属し基本穴は曲泉・陰谷になる。肝は厥陰に属し、「栄・輸はその経を治し、合はその腑を治す」の原則でも肝系の行間は肝臓の熱を取る作用があるという例外があるといったが、肝経はその経の治療でも臓腑の熱を取る作用があるのが特徴である。即ち、肝経の熱証では補陰血のために復溜・中封を追加する。胆経に熱が伝播している場合には陽輔・足臨泣がよい。胃経に伝播している場合には足三里・上巨虚・解谿を用いる。肝経の寒証の場合には太谿・太衝・三陰交を用いる。中医学でも肝経の寒は寒滞肝脈といって太衝の灸をすすめている。また肝経虚証は心身的疾患に多く見られる。心身症

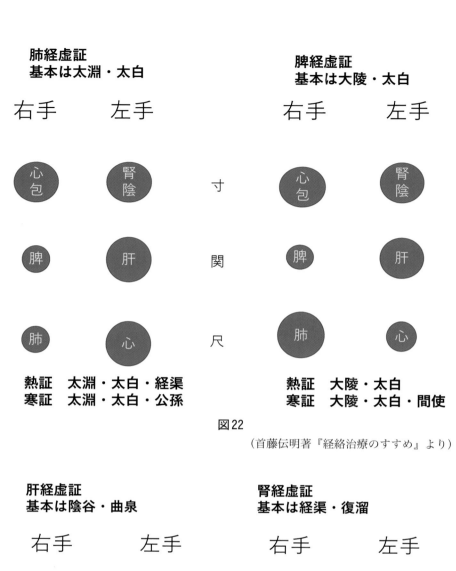

肺経虚証
基本は太淵・太白

右手　左手

寸
関
尺

心包　腎陰
脾　肝
肺　心

熱証　太淵・太白・経渠
寒証　太淵・太白・公孫

脾経虚証
基本は大陵・太白

右手　左手

心包　腎陰
脾　肝
肺　心

熱証　大陵・太白
寒証　大陵・太白・間使

図22

（首藤伝明著『経絡治療のすすめ』より）

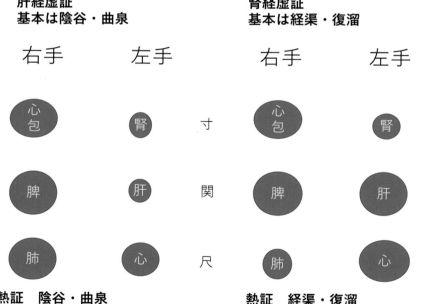

肝経虚証
基本は陰谷・曲泉

右手　左手

寸
関
尺

心包　腎
脾　肝
肺　心

熱証　陰谷・曲泉
寒証　曲泉・陰谷・太谿・太衝

腎経虚証
基本は経渠・復溜

右手　左手

心包　腎
脾　肝
肺　心

熱証　経渠・復溜
寒証　経渠・太谿・衝陽・陽池

図23

の場合の治療はまた後で述べる。

　最後に尺中で左手の脈が弱く感じられ、寸口で心より肺の方が弱く感じられた場合は腎経虚証
である。腎は水に属し、その母は金であるため基本穴は経渠・復溜になる。更に腎虚熱証の場合

にはどの経に伝播しているかを考え心経なら然谷・郄門を、肺経なら魚際・孔最を追加する。脾胃経なら地機・足三里を追加する。腎虚寒証ならどの経に寒が伝播しているかを考え膀胱経なら飛陽・跗陽を、三焦経なら陽池を、胃経なら衝陽を追加する。しかし先天の気である腎気を持ち上げるのは容易でない。この場合には中医弁証を加えて経穴を選択するとうまくいくことが多い。

　最後にもう一つ、経絡理論では心経虚証は即ち死であるから存在しないといわれている。しかし、最近では心臓疾患があっても元気な方がたくさんいる。つまり心経虚証は存在するのである。心経が虚してくると心包経が強くなり心経の補完をするのである。心包経は相火ともいい、これが亢進すると頚部から頭部にかけて異常な経絡の流れができる。これは小野文恵先生の首周六合脈で診断できる。これは後で述べる。

　まず経絡診断は、「凡将用針、必先診脈」（「霊枢九針十二原」）といわれるように、必ず脈差診が重要であり、柳谷素霊が69難と75難をまとめて経穴の取り方を示しているので紹介する。

　経絡別補瀉（難経：69難・75難）。経絡治療に用いる。副交感刺激の代表。先補後瀉。

　虚証診断は簡単。問題は経絡の伝播と実証の場合（割合に多い）。柳谷素霊より。

肺　経……実証　補穴：少府・魚際、瀉穴：陰谷・尺沢
　　　　　虚証　補穴：太淵・太白、瀉穴：少府・魚際
腎　経……実証　補穴：太白・太谿、瀉穴：太敦・湧泉
　　　　　虚証　補穴：復溜・経渠、瀉穴：太白・太谿
肝　経……実証　補穴：経渠・中封、瀉穴：少府・行間
　　　　　虚症　補穴：陰谷・曲泉、瀉穴：経渠・中封
心　経……実証　補穴：陰谷・少海、瀉穴：太白・神門
　　　　　虚症　補穴：少衝・太敦、瀉穴：陰谷・少海
脾　経……実証　補穴：太敦・隠白、瀉穴：経渠・商丘
　　　　　虚証　補穴：少府・大都、瀉穴：太敦・隠白
大腸経……実証　補穴：陰谷・陽谿、瀉穴：通谷・二間
　　　　　虚証　補穴：曲池・三里、瀉穴：陽谷・陽谿
膀胱経……実証　補穴：三里・委中、瀉穴：臨泣・束骨
　　　　　虚証　補穴：商陽・至陰、瀉穴：商陽・至陰
胆　経……実証　補穴：商陽・竅陰、瀉穴：陽谷・陽輔
　　　　　虚証　補穴：侠谿・通谷、瀉穴：竅陰・商陽
小腸経……実証　補穴：通谷・前谷、瀉穴：三里・小海
　　　　　虚証　補穴：後谿・臨泣、瀉穴：通谷・前谷
胃　経……実証　補穴：臨泣・前谷、瀉穴：商陽・厲兌
　　　　　虚証　補穴：解谿・陽谷、瀉穴：陰谷・臨泣
心包経……実証　補穴：陰谷・曲沢、瀉穴：三里・大陵
　　　　　虚証　補穴：中衝・臨泣、瀉穴：曲沢・通谷
三焦経……実証　補穴：通谷・液門、瀉穴：三里・天井
　　　　　虚証　補穴：中渚・臨泣、瀉穴：液門・通谷

　経絡診断は現代医学の診断から判定することもできる。例えば骨粗鬆症や脊柱管狭窄・高齢者は腎経虚証。腎疾患（慢性腎不全）や甲状腺疾患は腎経虚証（腎経実証は甲状腺機能亢進と妊娠中）だが、明らかに腎経虚証なのに腎が伏脈なのは下焦に湿や熱がこもっている場合には前立腺

肥大や前立腺癌、夜間頻尿などである。また腎脈が浮いているように触れる場合には膀胱気化不足で過活動膀胱が多い。自律神経失調で身体表現化障害がある場合は肝経虚証だが経絡の伝播が多い。正確には肝と心の間の短脈をみる。また肺に実を触れることが多い。これは膀胱経に伝播がみられ肩こりがひどい場合にみられる。肺に実がある場合は肺実（経筋病）か風寒外襲か奔豚気（パニック障害）である。精神疾患は心経虚証で正確には肺と脾の間の短脈をみる。心経虚証の場合には頭部に異常経絡の流注があり、小野式の首周六合脈の診断が必要である。慢性疼痛は心包にでる、すべての痛みは心による、心包は心に代わって邪をうけるという原則からである。つまり慢性疼痛は脳の大脳辺縁系の痛みであるため心に影響すると考えられる。また手掌の疾患は（関節リウマチなど）心包で判断する。関節リウマチでは心包に湿阻瘀血が絡んでいることが多い、湿はどこからきたのか、瘀血はどこからきたのか診断する必要がある。皮膚疾患は肺経虚証が多い。アトピー性皮膚炎などは湿や熱が皮膚に浸淫している。この場合には江部の経方理論が必要である。つまり表皮に湿か熱か、真皮の湿か熱かを診断する必要がある。江部の経方理論は後で述べる。消化器疾患は脾経虚証が多いが潰瘍性大腸炎や過敏性大腸炎では腸道の弁証をすることもある。シェーグレンの乾燥は脾胃陰虚である。高血圧はほとんどが腎経虚証で肝陽上亢である。高脂血症では脾経では脾胃湿熱や肝経では肝胆湿熱が多い。脈に不整がある場合には心経の疾患である。心筋梗塞では心経の瘀血がある。このように現代医学的な診断と経絡診断が一致することも多く、詳しくは中医経絡診断を参照してほしい（現代医学的な診断）。

　繰り返しになるが副交感の刺激は皮膚から4mmまでの浅刺で親指を前に90度捻転1分間120回で行う。平補平瀉または瀉法はやや深めに親指を後ろに180度捻転1分間60回で行う。

②経絡診断がうまくいかないときには：良導絡治療

　良導絡は中谷義雄博士と大阪医大の兵頭正義教授によって確立された経絡治療である。電気抵抗を測定する機械を使うため誰にでも操作が可能で、また再現性が大きいため外国でも多く使わ

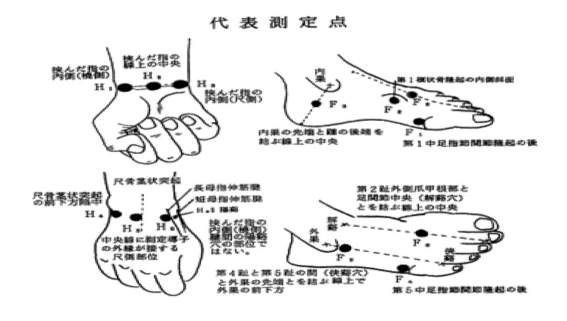

図24　良導絡

れ、科学的鍼灸治療ともいわれる。もちろん良導絡学会があり、勉強会も多く行われている。詳しくは勉強会に参加されることをお勧めするが、その一端を紹介する（図24・25・26）。

　原理は簡単で、各経絡の電気抵抗を測定し、その平均値がでる部位を代表測定点として（ほとんどが原穴と一致する）測定しそれを良導絡チャートに書き込むことで各経絡の虚実を判定できる。

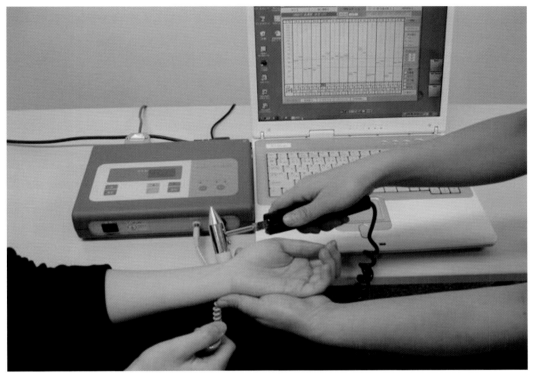

図25　良導絡の測定

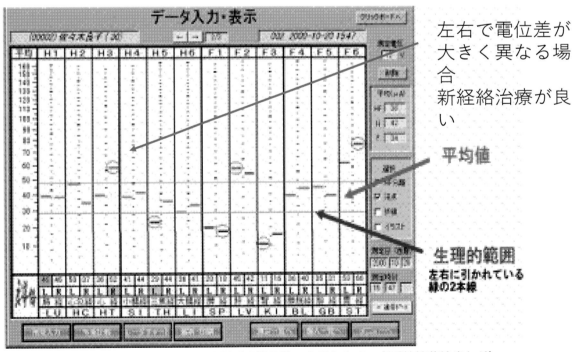

左右で電位差が大きく異なる場合
新経絡治療が良い

平均値

生理的範囲
左右に引かれている緑の2本線

図26　良導絡の結果と診断（頚椎捻挫・小児心身症・多系統性萎縮症など）

この場合にも難経69難を原則としてそれぞれの興奮点と抑制点が決められている。

　副交感神経刺激は興奮点であるが、先ほどの浅刺・呼気・1分間120回の捻転をしっかりすれば副交感神経の刺激ができる。しかしこれまで左右で電気抵抗が抑制と興奮に大きく分かれている場合の扱いが確定しなかった。これは左右の興奮点を中心とする新経絡療法が効果があると考える。新経絡療法とは岡山の宇土博博士が確立されたもので、現在は新経絡医学会として勉強会やセミナーを多く開いている。まったく新しい考え方で経絡を解説されその効果には驚嘆する。その効果は宇土博著『発達障害は改善します』に詳しいので一読をお勧めする。とくに小児の発達障害に効果をしめしている。詳しくは勉強会に参加されることをお勧めするが、その一部を紹介すると、右大腸経の実証は左肺経と左心経に連絡する。これはばね指に多い。右心経の実証は左三焦経と左小腸経に連絡する。これは心臓疾患に多い。右心包経の虚症は右腎経と左胆経に連絡する。右心経の虚証は右脾経と左膀胱経に連絡する。これらは小児のうつ病に多い。右肝経の虚証は右脾経と左三焦経に連絡する。右胆経の虚証は右肝経と左胆経に連絡する。これらは小児の自律神経失調症に多い。などとされる。治療はそれぞれの主経絡の井穴か原穴に皮内鍼を入れ連絡している経絡上の指をくるくる回すのが特徴である（宇土博著『発達障害は改善します』より）。

③小児の場合には：小児鍼理論

　小児鍼は昔からいろいろな流派がある。代表的なものは大阪の大師流であるが、関西では子供の疳の虫やおねしょ、心身症などに一つの街に1軒の鍼灸院があるというくらい鍼灸治療が人気である。小児の場合には自律神経が未発達なため経絡治療ではなく皮膚のドーゼの刺激がよい。大師流では独特の大師鍼を用いて接触鍼を行う。頭から両手背中・腹部・足を丹念に刺激するがその場合にはドーゼが重要で年齢ごとに刺激量が異なる。先ほどの新経絡療法でも小児の場合には2点のみの軽い刺激である。小児では自律神経と皮膚感謝が未熟なのでドーゼ（刺激量）が強いと発熱や下痢を起こすことがある。刺激量は経験が必要で大師流の研究会が開かれているので参加をお勧めする。

　診断は小児を立ったまま、あるいは乳児では仰臥位で腹部を打診する。清音は反応がよく濁音ではその反応部位に機能の異常を感じる。また妊娠時の臍静脈の遺残を触れることがある。これは正中芯といい漢方診断の胸脇苦満と同じと考える。つまり疳の虫といいこの場合には眉間に青筋を見ることが多い（図27）。

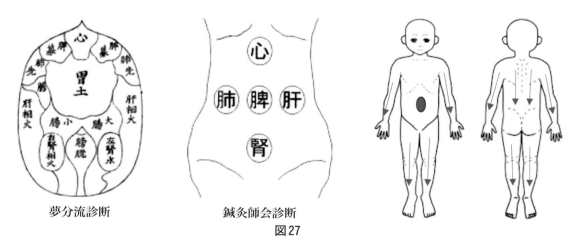

夢分流診断　　　　　　鍼灸師会診断

図27

小児鍼のやり方は経絡に沿わず頭から手足、腹部、背部と接触鍼で刺激をする。

④経絡診断で腎経に異常があるとき（経絡治療でうまく副交感が上がらないとき）

1 中医理論

　これには著書も多く後藤学園の兵頭明先生の著書は大変参考になる。神戸中医学研究会の『中医学入門』、東洋学術出版社の『中医臨床』なども参考になる。また初心者には内山恵子先生の『中医診断学ノート』が参考になる。

　まず、重要なことはそれぞれの弁証に臓腑弁証と経絡弁証があるということであり、また外因において傷寒論や温病学を駆使してその患者さんの病態を把握するところである。

　傷寒論では、外邪の風寒が体内に入ってきたときに、その人の体力と病期の伝播をしめしており、最初に太陽傷寒とは風寒邪が体表面に侵入してきたが、生体の自律神経反応が強いために皮膚表面で正邪闘争がおこり、抗ウイルスのためにインターロイキン１αからインターフェロンγという発熱サイトカインを経由して視床下部に刺激を与え発熱セットポイントを引き上げる。その際に体表面の防御機能により熱を逃がさないために皮膚腠理が閉じてしまい、いわゆる鳥肌が立つような状況を形成する。これを実証の太陽病といい太陽傷寒と呼ぶ。この太陽傷寒には経病と腑病があり、経病は太陽膀胱経に寒邪が侵入するため背中の張り感やゾクゾクとする悪寒を引き起こす。この場合には経絡治療の肺虚寒証の膀胱経伝播と同じ経穴を用いるが、さらに四総穴である合谷、背部兪穴から交感神経刺激のために肺兪、風門、病が陽明に伝播するのを防ぐために風池、脱水を防ぐために復溜などを加える。また生体の自律神経が弱いときには皮膚の腠理を閉じることができないため、ゾクゾクしながら汗をかくという病態が出現する。これを太陽病の虚証として太陽中風という。中は「あたる」つまり風が皮膚を通りぬけ真皮に深く当たり正邪抗争が弱くなっているという意味である。この場合には太陽の経気を流すために先ほどと同じく発汗解表のために合谷、風門、風池、肺気を流して咳を予防するために経渠、脱水を防ぐために復溜、寒をとるために大椎などを用いる。頭痛がするときには崑崙、咳がつらいときには尺沢・豊隆、背中が痛むときは天柱・身柱を追加する。飲邪つまり痰が多いときには脾を強くしなければいけないので中脘・尺沢・豊隆を追加する。誤治にて脈促になったときには膻中・陽池を加える。尺中脈が遅いときには気海・神闕の温灸を追加する。太陽病が膀胱経腑に侵入したときには太陽・畜水症といい、膀胱炎症状がでる。中極・膀胱兪・太谿を基本穴に風池・外関・臨泣・大椎・崑崙・三陰交などを取穴する。太陽小腸経に侵入したときには太陽・畜血症といい、腹痛や血尿、動悸などの症状がでるが、太衝・三陰交・合谷・期門を基本穴に神門・委中・大腸兪・小腸兪・関元・復溜・上巨虚・下巨虚などを追加する。

　次いで風邪が少陽に侵入したときには、経は半表半裏といって横隔膜の周囲に集中して侵入するといわれる。消化器症状や微熱が出現し、腹診では胸脇苦寒が出現するケースである。足臨泣・外関・風池・風府・大椎・足三里・期門・間使を取穴する。少陽胆腑に侵入すると右季肋部の圧痛が出現する。足臨泣・風池・外関・太衝を取穴する。さらに少陽の熱が胸郭にこもると結胸となり、熱実結胸では膻中・陽池・日月・支溝・足三里・豊隆・風池・外関などを取穴する。寒実結胸では膻中・陽池・足三里・上脘などに灸治療が必要になる。

　次いで陽明病に病が進行した場合には、これは熱発の極期であるから鍼灸治療の対象になることは少ないが、十宣・大椎・委中に瀉血がよいとされる。さらに合谷・曲池・内庭・足三里・外関などを瀉法で治療する。陽明腑実にて胃経に熱がこもった場合には厲兌・商陽・大椎・委中の瀉血に合谷・曲池・内庭・外関・間使・天枢・足三里・大腸兪・上巨虚などを瀉法で治療する。

　太陰に病邪が侵入すると胃腸の冷えを引き起こす。直接ウイルスが胃腸に入る場合もありこれ

は太陰直中という。隠白・三陰交・章門・脾兪・陽池・中脘に灸治療がよい。また公孫・陰陵泉・足三里を追加する場合もある。太陰の経に邪が侵入すると太陰経の冷えやしびれを起こすことがある。この場合には三陰交・足三里・合谷・経渠を用いる。

少陰に邪が侵入すると、強い冷えを起こす。関元・気海・太谿・飛陽・腕骨・通里に灸治療が必要になる。さらに足三里・三陰交を加えることもある。少陰病で咽頭痛が出現したときには少陰の経少として少衝・照海・列缺・承漿などに瀉法を用いる。少陰病に熱性病変が併発したときには関元・気海・大椎・太谿に灸治療と身柱・崑崙・陽池・中脘などに鍼治療を要する。

最後に厥陰病の場合には上熱下寒の状態となり、厥陰経少として陽池・中脘・大椎・膈兪・膻中を治療する。またショック状態になっている場合には寒厥では太谿・関元・気海・神闕に灸、内関・公孫に鍼治療が必要で、熱厥の場合には行間・大陵・期門に瀉法、十二井穴・大椎・委中には瀉血がよいとされる。

② 中医弁証の実際

次に中医弁証について紹介する。これらは東洋学術出版社の『中医臨床』や内山恵子著の『中医診断学ノート』などに詳しいが、おすすめは国際中医学研究会編の『図解臨床針灸処方の実際』である。ここには病因弁証を含め臓腑弁証と鍼灸治療の取穴の仕方が詳しく書かれている。また先補に加え後瀉にも応用できる。

心病

まず心病について述べる。脈状診を見た時に脈が不整（代・結脈）ならまちがいなく心病である。

1：心気虚。これは心気の衰退であり動悸・息切れ・自汗が出てくる。また舌は白く脈は虚である。これは BNP が高値のうっ血性心不全の病態である。補益心気のために心兪・神門（兪原配穴）に加え内関・足三里・膻中を配穴する。心包系の絡穴で気血を強くし、後天の気を強くするためである。

2：心陽虚。心気虚が長く続き心陽の温煦作用が低下した状態である。動悸・息切れ・自汗などが著明であるが、足の冷えが出てくる。やはりうっ血性の心不全が考えられるが、心陽不振のために腎気が衝脈をとおって胸苦しさやスリルをともなう動悸などを引き起こすことがあり、これを奔豚気という。舌は白胖大で脈は微弱である。治療は温通心陽として心兪・厥陰兪・内関・足三里・関元などで温灸を併用するとよい。奔豚気の場合には奇経を用いて公孫・衝脈・気舎を治療する。

3：心陽暴脱。これは心陽が虚してショック状態になった状態である。この状態で鍼灸を頼まれることはないが、回陽九鍼穴というショック時に用いる経穴も存在する。某有名な鍼灸師が在宅で死直前の方の治療をして一時意識を回復させ家族が訪れる時間を稼いだという逸話は有名である。舌は青紫になり脈は釜沸脈で死期の近い脈である。治則は回陽固脱である。

4：心血虚。これは血液不足のために心を養えず、動悸のほかに不眠や健忘という症状が現れる。心気虚とちがい舌が淡白で脈が細脈なのが特徴である。治療は養血安神として心兪・神門の兪原配穴のほかに膈兪・三陰交という補血作用の経穴が必要になる。

5：心陰虚。心血虚が長く続くと陰液不足となり、虚熱症状が出現する。動悸・不眠・健忘以外にほてり・寝汗・口や喉の渇きが出現する。舌は紅で乾燥、脈は細数となる。この場合

には滋陰降火として心兪・神門のほかに復溜・三陰交など陰液を補う経穴が必要である。

6：心火亢盛。心火が強く心神を乱したために起こる興奮型の神志異常である。いわゆるパニック発作の状態である。イライラ・口渇・不眠・口内炎が起こる。舌は舌尖が紅もしくは絳（どす赤い色）になり、脈は洪脈で大きく強い。清瀉心火として神門・内関・通里・太衝を瀉法で治療する。

7：心血瘀阻。これは現代では最も多い病態で心臓の血流不全である。動悸・胸痛が出現する。いわゆる虚血性心疾患である。舌が紫や瘀斑がつき、脈は渋脈（傷寒論には濇脈と表現される）である。この状態ではほとんどの場合には抗血小板剤を内服しているが、抗血小板剤や血流促進剤を内服しても渋脈は残るのである。これは血小板の流通速度に関係しているらしく三陰交を副交感刺激すると渋脈はただちに消失する。治則は活血化瘀として膻中・巨闕・膈兪・陰郄（5寸の心臓点の方がよい）。心兪を刺激するが、三陰交を忘れてはいけない。

8：痰火擾心。これは痰火が心を覆い神志の異常を呈した状態である。次の痰迷心竅とともに心身症や統合失調症によく現れる。舌は紅で黄色膩苔をつけ脈は滑数である。幻覚や脳槽が出ることが多く、正常の意識に戻すために人中・大陵・豊隆・行間を瀉法で用いる。

9：痰迷心竅。これも心身症や統合失調症でよく見られる病態である。精神抑うつ・認知・譫語・挙動不審などの症状が現れる。舌は白で膩苔をつけ脈は滑脈である。治則は清熱化痰として神門・大陵・印堂・膻中・豊隆・三陰交を瀉法で用いる。しかしこれらも瀉法だけでは必ずリバウンドを起こすため、副交感神経の刺激も忘れてはいけない。また心経の疾患はここに入らないが、心経のしびれや疼痛も存在する。その場合には心経の五行穴を中心とした取穴になるが、心経が虚して心包経が浮いている場合には生体の補完効果が働き頚部から頭部に異常流注があると考える。詳しくは相火の亢進というが、実は肝の実証にも相火の亢進がある。夢分流の腹診図を参考にしていただきたい。この場合には小野文恵の頚部首周六合診が役に立つ。これは後で述べる。

肺経

　次に肺経を述べる。肺は華蓋の腑といわれるように直接口や鼻からウイルスや細菌が侵入し肺に疾患を及ぼす臓腑である。しかしウイルス感染には傷寒論、細菌感染には温病学という古典理論を用いて弁証する。ここでは肺の虚弱な状態や肺に湿や熱がこもった場合を解説する。

1：肺気虚。喘息や息切れ、風邪をひきやすいという症状を呈し肺気が虚している状態である。舌は白で脈は虚脈となる。治則は補益肺気として太淵・肺兪・中府・膻中・合谷を補法で刺激する。

2：肺陰虚。肺気虚が進行すると陰液不足になり、空咳や口渇、ほてりといった症状が出現する。舌は紅乾燥、脈は細となる。治則は滋養肺陰として太淵・復溜・膏肓・尺沢・肺兪などを取穴する。

3：風寒犯肺。肺の実証は先ほどの傷寒論でも述べたが、寒、熱以外に湿の絡む場合もある。まず風寒が体表から（傷寒論）肺に侵入した場合は咳嗽、鼻閉、鼻汁に表証の悪寒を伴う。舌は淡紅で脈は浮緊である。治則は宣肺散寒として大椎・外関・合谷・風池・風門・肺兪などを取穴する。

4：風熱犯肺。風熱が肺に侵入した場合には温病学を用いるが、咳嗽、鼻閉、咽頭痛に表証である発熱を伴う。舌は紅黄色苔で脈は浮数である。治則は清宣肺熱として尺沢・肺兪・合

谷・曲池・少商・大椎などを取穴する。とくに少商の刺絡は咽頭痛を即座に解消する。

5：痰熱雍肺。風熱に湿つまり痰が絡んだ状態で本来は温病学である。痰熱により肺気が失調し咳嗽、喘息、発熱、粘調痰が特徴で舌は紅黄色苔をつけ脈は数である。やはり治則は清熱宣肺として尺沢・肺兪・曲池・内庭・豊隆を瀉法で取穴する。

6：痰湿阻肺。痰湿が肺に侵入し喘息、ゴロゴロの痰鳴、白い痰を喀出する。これも温病学である。舌は淡で白膩苔、脈は滑となる。治則は燥湿化痰として尺沢・肺兪・陰陵泉・足三里・豊隆を取穴する。

7：燥邪犯肺。乾燥した秋風邪などで燥邪が肺に侵入した状態で、空咳、胸痛、切れにくい痰などが出現する。これも温病学に詳しくまとめられている。舌は紅乾燥、脈は細数であり、治則は清肺潤燥として経渠・孔最・肺兪・太谿を取穴する。これらは傷寒論や温病学でまとめられた風邪の種類であり、風邪と中満はまず交感神経の刺激をという原則で交感神経の刺激を優先させる病態である。

脾胃病

次に脾胃病について。

1：脾気虚。脾の運化機能の失調により消化吸収の低下や水液代謝の障害を示す。食欲不振、下痢、四肢のだるさなどで、舌は白、脈は虚で無力になる。治則は益気健脾として太白・三陰交・足三里・中脘・脾兪を補法で取穴する。

2：脾陽虚。脾気虚に冷えを伴うもので、食欲不振に冷えや水様便などの症状を合併する。舌は白胖で脈は沈無力になる。治則は温陽健脾として太白・三陰交・足三里・中脘・脾兪・気海・関元に補法で灸を加える。

3：中気下陥。脾気虚から下垂症状が加わったもので、脾気虚の症状に慢性下痢や胃下垂など内臓下垂、脱肛などの症状が出現する。治則は益気昇提として太白・三陰交・足三里・中脘・脾兪・百会などを補法で取穴する。

4：脾不統血。脾気虚が進行し統血作用が失調し、不正出血をする場合をいう。脾気虚の症状に便や尿の出血また不正出血が出現する。舌は淡で脈は無力になる。治則は益気摂血として取穴は太白・三陰交・足三里・中脘・脾兪に止血作用のある血海・隠白を加える。

5：寒湿困脾。脾の実証で外感病や内傷病にて脾に寒湿が停滞したものである。多くは冷たい飲食をとりすぎた場合に出現する。頭が重い、口が粘る、食欲減退、悪心嘔吐、泥状便などの症状が出る。舌は淡で白膩苔がつくのが特徴である。脈は濡緩である。鍼灸は温中化湿として中脘・足三里・脾兪・陰陵泉・水分・天枢などを取穴するが灸を加えるのが最も良い。

6：脾胃湿熱。飲食不摂生で肥満の方に多い。舌は紅で黄色膩苔をつけ脈は濡数である。鍼灸では中脘・足三里・陰陵泉・合谷・曲池を用い清熱化湿を図る。肥満には四満や大巨を用いる。

7：胃陰不足（脾胃陰虚）。胃に虚熱が内薀したものである。最近ではシェーグレン症候群やアレルギー剤にて口渇が強い場合が多い。あるいは熱中症や老人でも脾胃陰虚の様態を呈することが多い。舌は紅で乾燥、脈は細数である。空腹感はあるが食べたくない、口渇、便秘などの症状がでる。治則は滋養胃として胃兪・脾兪・三陰交・照海・太白などを取穴し滋陰脾胃をはかる。

8：胃気不足。飲食の不摂生より起こるが胃脘部の隠痛が特徴的で食べると痛みは軽減する。

舌淡で薄白苔をつけ脈は濡弱脈である。足三里・中脘・胃兪・脾兪を用いて補気調胃をはかる。この時に上脘（抑）、中脘（和）、下脘（散）の作用の違いを覚えておきたい。

肝

次いで肝の疾患について述べてみたい。

1：肝血虚。先天不足や脾胃虚弱また出血などの肝血が不足している病態である。めまい、多夢、目のかすみ、手足のしびれ、足のつり、無月経などが起こる。舌は淡白で脈は細脈である。滋陰肝血として太衝・三陰交・肝兪・膈兪を用いる。この場合には血門穴として膈兪（上半身）、血海（下半身）、三陰交（全身）の違いと覚えておきたい。

2：肝陰虚。肝血虚が進行すると陰虚になる。老人では肝腎陰虚の病態も多い。めまい、不眠、夜盲に加え蟬が鳴くような耳鳴り、口の乾燥がある。舌は紅乾燥で脈は弦細数や革脈である。滋補肝陰として太衝・肝兪・復溜・腎兪を取穴する。

3：肝気鬱結。精神的要因から肝気の流れが滞った状態である。気滞（脹・悶・痛）の３大症状を伴う。イライラ、抑うつ、怒りっぽい、ため息、胸脇苦満、月経不調、喉の梅核気などがある。舌は紅で脈は弦脈である。疎肝解鬱として太衝・陽陵泉・三陰交・足三里・期門・内関などを取穴するが、ストレスが強い場合には間使、胸脇苦満には膵兪の夾脊を取穴する。

4：肝火上炎。肝鬱が化熱して実熱の症状が肝経のめぐる位置に出現する（頭、目、耳）。煩躁、怒りっぽい、不眠、頭痛、めまい、耳鳴り、口渇などに目の充血が特徴的である。舌紅、脈は弦数になり、清瀉肝火として行間・陽陵泉・攅竹・聴会・風池・百会などを取穴する。もちろん瀉法である。

5：肝陽上亢。肝陰虚のために陽気が上昇したものである。本虚標実で高齢者の高血圧に多く見られる。イライラ、怒りっぽい、頭痛、めまい、耳鳴り、不眠、足腰がだるいなどの症状がみられる。舌は紅で脈は弦細にて肝気鬱結と区別がつく。滋陰平肝として肝兪・復溜・腎兪・太衝・風池・百会などを取穴する。

6：寒滞肝脈。寒邪が肝経に侵入した病態である。小腹部の冷え、外陰部の冷え、手足の冷えなどがあり、舌は白、脈は緩脈が特徴的である。膠原病ではレイノー現象が必発でこの寒滞肝脈と進行した少陰寒凝はぜひ覚えておきたい。暖肝散寒として太衝・三陰交・足三里・中極・急脈などを取穴するがもちろん灸治療がよい。

7：肝胆湿熱。甘いものや過食にて湿熱が肝経にこもったものである。男性の肥満に多いが急性膀胱炎や外陰部の湿疹などにも関係する。口が苦い、食欲減退、泥状便もしくは便秘、尿量減少、陰部湿疹、往来寒熱などの症状が出る。舌は黄色膩苔で脈は弦数である。清熱化湿として陽陵泉・行間・三陰交・陰陵泉・肝兪・胆兪などを取穴するが、もちろん瀉法である。

8：肝陽化風。肝陽上亢が進行すると内風を引き起こす。いわゆる脳卒中である。めまい、頭痛、四肢の震えと麻痺、片麻痺を引き起こす。現代では脳卒中のあとの片麻痺に対し鍼灸治療が行われることが多いが、視床出血や梗塞では皮膚知覚異常が残存するため発症初期から鍼灸治療をすると予後がよい。舌紅白膩苔で脈は弦有力となる。平肝熄風として肝兪・復溜・腎兪・太衝・風池・百会・豊隆などを選択する。もちろん瀉法である。病後の片麻痺には陽明経より手足十二鍼を用いる。つまり合谷・内関・曲池・足三里・陽陵泉・三陰交である。疼痛が強い時には巨刺の法を用いることもある。この化風につづいて風を

起こす疾患をまとめておくとよい。温病学より熱極生風には十二井穴・太衝・合谷・内関である。血虚生風には太衝・風池・三陰交・肝兪・膈兪を用いる。

腎病

次いで腎病である。

1：腎陰不足。先天の気が不足している状態で小児の発育障害のほか老化による耳鳴り、物忘れ、足腰のだるさなどがある。舌は白で脈は沈弱や革脈を呈する。補益腎精として太谿・三陰交・血海・腎兪を選択する。

2：腎気不固。腎の気虚症状であり、老化に伴う頻尿や尿失禁、夜尿、白帯下、流産などの症状を訴える。舌は白で脈は沈弱である。補腎固摂として太谿・気海・中極・関元・三陰交を取穴する。

3：腎陽虚。命門火衰と腎虚水犯に分類されるが足腰の冷え、手足が冷たい、男子の陽萎、女子の不妊などの症状が現れる。舌は白で脈は沈細無力である。温補腎陽として命門火衰では太谿・腎兪・命門・関元に回陽九針穴を用いる。腎陽水犯ではうっ血性心不全を呈するため太谿・腎兪・関元・陰陵泉・水分など利水作用のある経穴を選択する。

4：腎陰虚。老化に伴い腎陰が不足し虚熱が加わった病態である。耳鳴り、物忘れ、視力減退、不眠、盗汗、五心半熱などの症状が出る。舌は紅乾燥で脈は細数である。滋補腎陰として太谿・復溜・腎兪・肝兪・太衝を取穴する。

③ 中医弁証と現代病態

そのほか中医弁証と現代病態をまとめたものが、以下の「臓腑弁証選穴例」である。中医治療に用いる。

肺経

まず肺経。原則は虚証の場合には兪原配穴か兪募配穴。経絡の虚には69難。

1：風寒束肺……列缺・風池。局所として大杼・風門、頭痛：太陽、鼻塞：迎香。

2：風熱襲肺……大椎・曲池・風府・外関、咳嗽：豊隆、鼻塞：合谷。

3：風湿阻肺……風池・外関・曲池・足三里・陰陵泉、咳嗽：豊隆、食欲不振：中脘。

4：肺気不足……風門・肺兪・足三里・風門、発熱：大椎、四肢冷え：命門、自汗：復溜・合谷。

5：痰濁阻肺……尺沢・豊隆・足三里・孔最・脾兪・太白、頭痛：太陽、発熱：合谷。

▪ 肺経でおさえておく疾患は

1：初期糖尿病（肺陰不足）……列缺・脾兪・中脘・照海・足三里・関衝、口渇：意舎、盗汗：陰郄・復溜、多尿：関元・水泉。

2：咽頭痛（熱結咽頭）……天突・璇璣・風府・照海、発熱：大椎・曲池、鼻汁：上星・合谷。

3：失臭症（肺気不暢）……上星・百会・顖会・承光、鼻茸：素髎・齦交。

4：アレルギー性鼻炎（邪熱壅肺）……上星・曲差・迎香・合谷、眉痛：攢竹。

5：風疹（風熱外襲・栄衛失調）……曲池・曲沢・合谷・列缺・肺兪・魚際・神門・内関。

6：鼻血（肺熱内盛）……外関・少沢・心兪・膈兪・湧泉・極泉。

心経

次いで心経。

1：痰迷心竅……人中・内関・神門・大陵・印堂・膻中、せん妄：巨闕・四神聡。
2：心血不足……心兪・膈兪・脾兪・通里・神堂・足三里、耳鳴り：中渚・聴会。
3：心火上炎……大陵・陰郄・神門・内関・曲池、寝汗：陰郄・復溜。
4：心気虚……内関・陰郄・心兪・通里、心痛：間使、不眠：百会、瘀血：血海。
5：心陽虚（奔豚気）……心兪・内関・厥陰兪・通里・膻中・気海、不眠：百会・安眠。
6：心陰虚……内関・神門・心兪・膈兪・三陰交、耳鳴り：翳風、めまい：印堂。
7：心血瘀阻（狭心症）……膻中・巨闕・膈兪・陰郄・心兪、微脈：内関・太淵、浮腫：水分・三陰交、心痛：心臓点。
8：気滞血瘀（心筋梗塞）……大陵・期門・膻中・労宮、動悸：内関・陰郄・不整脈点。
9：痰濁内阻（心身症）……支溝・太谿・然谷、多痰：豊隆・足三里、胸痛：心兪・厥陰兪。
10：心気不足（虚証の心痛）……間使・霊道・公孫・太衝・足三里・陰陵泉。

▪ 心経で忘れてはいけないのは

1：てんかん（痰火擾心）……鳩尾（腰奇）・湧泉・心兪・陽交・足三里・太衝・間使・上脘・後谿、発作時：人中・頬車・内関、頭痛：百会・風池。
2：パニック障害（痰火擾心）……支正・魚際・合谷・少海・曲池（曲池3点）・腕骨、怒り：太衝・支溝。
3：うつ症（痰迷心竅）……神門・大陵・印堂・膻中・豊隆・三陰交、せん妄：巨闕・四神聡。
4：老人性うつ症（心腎不交）……心兪・腎兪・神門・三陰交、遺精（頻尿）：中封・太谿・精宮。
5：虚証のうつ症（心腎陽虚）……心兪・腎兪・関元・気海・内関・足三里、動悸：神門・間使。
6：若年性うつ症（心胆気虚）……心兪・内関・神門・胆兪・陽陵泉、不眠：大陵。
7：認知症（心気衰退）……神門・鬼眼（十三鬼穴）・百会・鳩尾（膻中）・列缺・中脘・足三里・少海。頭皮鍼も重要（kiikoスタイル・頭臨泣・目窓・正営）。

脾経

脾経について。

1：脾虚気陥……気海・百会・中脘・脾兪・胃兪・足三里・胃上・提胃、嘔吐：章門・内関。
2：脾困湿阻……公孫・陰陵泉・中脘・足三里・脾兪・水分・天枢。
3：胃腸積滞……建里・四縫・上脘・足三里・梁門・公孫。
4：胃熱火積……内庭・足三里・公孫・中脘・内関。
5：脾気虚……太白・足三里・三陰交・中脘・脾兪。
6：脾陽虚……太白・三陰交・足三里・中脘・脾兪・気海・関元。
7：脾不統血……太白・三陰交・足三里・中脘・脾兪・血海・隠白・膈兪。

▪ 脾経で忘れてはいけないのは

1：寒湿鬱滞（胃腸虚弱で黄色）……脾兪・胃兪・公孫・至陽、下痢：天枢・大腸兪、冷え：関元。

2：慢性歯肉炎（胃熱）……気街・足三里・上巨虚・下巨虚、歯痛：観髎・合谷・頬車。

3：冷え胃腸炎（寒積胃腸）……足三里・天枢・神闕・公孫、生理痛：三陰交・腎兪。

4：慢性下痢（脾気不足）……合谷・足三里・陰陵泉・中脘・関元・天枢・神闕・中極、食欲不振：内関・上巨虚。

5：乳汁不足（気血両虚）……足三里・膻中・少沢・合谷・天宗。

6：痔瘻……命門・腎兪・長強・三陰交・承山・阿是穴、肛門はれ：秩辺・二白、便血：血海・気海兪、便秘：天枢・上巨虚。

7：脱肛（中気下陥）……二白・百会・精宮・長強、肛門疼痛：腰兪、出血：孔最。

8：浮腫（脾腎陽虚）……然谷・気衝・四満・章門・三陰交・水分、上肢に浮腫：偏歴・肺兪。

9：子宮下垂（中気下陥）……百会・気海・関元・維道・維宮・足三里。

10：月経過多（脾不統血）……関元・中極・脾兪・三陰交・隠白。

11：帯下（脾腎陽虚）……命門・中極・神闕・白環兪・陽交・下1穴、腰痛：腰眼。

肝経

次いで肝経。

1：肝気郁結……太衝・内関・陽陵泉・三陰交・足三里・期門。

2：肝風内動……太衝・印堂・肝兪・復溜・腎兪・風池・百会・豊隆・熱極・十二井穴。

3：肝血虚……太衝・三陰交・肝兪・膈兪。

4：肝火上炎……行間・陽陵泉・攢竹・聴会・翳風・風池・百会。

5：肝陽上亢……肝兪・復溜・腎兪・太衝・風池・百会。

6：寒滞肝脈……太衝・三陰交・足三里・中極・急脈。

7：肝胆湿熱……陽陵泉・行間・三陰交・肝兪・胆兪。

▪ 肝経で忘れてはいけないのは

1：梅核気（気滞痰阻）……膻中・気海・足三里、吃逆：中脘・内関。

2：目の炎症（肝火上炎）……風池・太陽・頭臨泣・晴明・合谷・行間。

3：嚥下困難（痰気交阻）……天突・心兪・中脘・脾兪・巨闕・大陵・足三里・膻中・上脘・下脘・胃兪・中魁。

4：頭痛（肝火上炎）……風池・陽池・風府・百会・行間。

5：片頭痛（肝陽上亢）……太谿・三陰交・太衝・風池・頷厭・懸顱・懸釐。

6：耳鳴り（肝陽上亢）……腎兪・太谿・関元・侠谿・耳門・行間・翳風・聴会、不眠：完骨。

7：肝硬変（瘀血内阻）……肝兪・章門・行間・期門・陽陵泉。

8：リンパ腫（痰気交阻）……肩井・曲池・天井・三陽絡・陽陵泉。

9：陰嚢水腫（寒滞肝脈）……太敦・行間・太衝・中封・蠡溝・関元・水道・闌門、冷え：足五里。

10：中風（肝風内動）……人中・内関・三陰交・太衝・百会・十二井穴。

11：吃逆（肝気犯胃）……中脘・膻中・期門・内関・足三里。

12：口が苦い（肝胆鬱結）……陽陵泉・胆兪・日月・太衝、悪心：内関、便秘：支溝。

13：崩漏（衝任不固）……中極・気海・三陰交・隠白・太衝・百会。

腎経

最後に腎経。

1：腎気不固……腎兪・志室・太谿・気海・三陰交・関元。
2：腎精不足……太谿・三陰交・血海・腎兪。
3：腎陽虚……太谿・命門・腎兪・関元・水泉・陰陵泉・水分。
4：腎陰虚……太谿・復溜・腎兪・肝兪・太衝。
5：陽虚気脱……関元・灸神闕・回陽九鍼穴。
6：膀胱湿熱……中極・委陽・蠡溝。

■ 腎経で忘れてはいけないのは
1：小児発達障害（腎気不足）……命門・気海・中極・然谷・照海・足三里・三陰交・腎兪・関元。
2：乏精子症（腎精不足）……腎兪・気海・関元・足三里・三陰交・血海・精宮。
3：無月経（腎精不足）……気海・中極・腎兪・三陰交・帯脈・交信。
4：脱毛（精血不足）……百会・風池・腎兪・肝兪・太谿・三陰交・防老・健脳。
5：老人性耳鳴り（腎精不足）……腎兪・聴会・足三里・太谿・合谷・瘈脈。
6：認知症（腎精不足）……然谷・陰陵泉・頭皮鍼・四神聡・頭臨泣。
7：頻尿（腎気不足）……関元・気海・中極・腎兪・三陰交・復溜、残尿：水道・次髎。
8：糖尿病（腎失固精）……内関・大谿・陽陵泉・委中、頻尿：帰来。
9：尿閉（腎気不足）……気海・中極・気来・三陰交・腎兪・次髎・膀胱兪。
10：喘息（腎不納気）……気海・太谿・腎兪・復溜・太淵・肺兪。
11：四肢のほてり（腎陰不足）……内関・湧泉・十宣・大陵・四花・合谷。
12：サルコペニア（気陰両虚）……気海・関元・膏肓・内関・足三里、自汗：百労。
13：切迫流産（腎気不足）……太谿・腎兪・血海・三陰交、腰痛：関元兪・十七椎下。
14：胎位不正……至陰・三陰交。
15：不妊症（腎陽不足）……胞門・子戸・中極・十七椎下・三陰交、冷え：次髎（生殖点）。

臨床に役に立つ経外奇穴は後で紹介する。

④ 経絡診断で相火の亢進がある場合

頭頚部の疾患がある場合には頚部の小野式首周六合脈の診断が必要である。その際に天牖に圧痛があれば長野式治療が有効で、その場合には腹診をすること。慢性疼痛にも頭の反応が現れる。

⑤腹診で膈不通を認めたとき（奇恠治療）

また腹診で胸脇苦満を認めた場合には寺沢点（玄癖）、心下痞には天宗の外側0.5寸（斉天宗）、胸脇苦満には胸椎7〜8間膈兪の夾脊を用いる。心下痞や左胸脇苦満はノルアドレナリンの高値が知られている。つまり玄癖はノルアドレナリン（パニック障害）の抑制点である。これは傷寒

論が原典である。

　次に心下痞には江部の経方理論（これも傷寒論）、湿性疾患、血液・リンパ系疾患に力をもつ。これは『経方医学』（江部洋一郎著、東洋学術出版社）に詳しい。内容は漢方薬の解説であるが傷寒論を解説した珠玉の名著である。まず腹診で心下痞を診断したのち心下痞を以下のように3部に分ける。

　　胸不通：肺経
　　膈不通：胆経
　　心下不通：脾胃経

　その際に膈不通を認めることがある。膈不通があれば正常の経気が流れずに腎から心へバイパスを形成する。これが奇経である（図28）。

　江部の経方理論は図にあるように先天の気である腎気が後天の気である脾気（古典では胃気）の力をかりて心下から膈をとおり肺に到達する。肺では宣発の力を借りて心にて血になり、心包の力で経から絡に流れまた経に戻り肝に貯蔵される。また胆気の力で心に戻るとされる。また肺

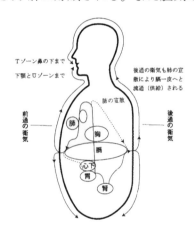

（江部洋一郎著『経方医学』より）

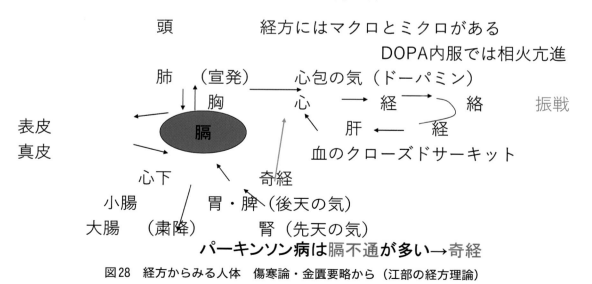

図28　経方からみる人体　傷寒論・金匱要略から（江部の経方理論）

の粛降作用では肺気は腹部から臍を通して四肢の陰経の表皮に流れ（前通の気）手足の末梢から真皮に流れ心下に戻るとされる。さらに肺の宣散作用は肺気を背部から四肢陽経に流す作用もある（後通の気）。湿疹の場合には四肢陰経や顔の下半分に出るのは前通の気の滞りで脾胃を中心に治療する。四肢陽経・背部・顔面の上部の湿疹は後通の気の滞りで肝胆を中心に治療する。

■ 奇経治療理論

　奇経治療の診断は気口九道診が役に立つ。これには『気口九道』（平口昌幹編、燎原）が参考になる。特に陰維脈は心下満を忘れずに、これらは神経難病に力をもつ。また、『よくわかる奇経治療』（宮脇和登著）が大変参考になる。一読してほしい。

　奇経とは図29・30、①陽維脈、交感神経、交会穴：外関、②陰維脈、副交感神経、交会穴：内関、③陽蹻脈、運動神経、交会穴：申脈、④陰蹻脈、運動神経、交会穴：照海、⑤帯脈、横隔膜運動エネルギー、交会穴：足臨泣、⑥衝脈、リンパ管、交会穴：公孫、⑦任脈、大静脈、交会穴：列缺・照海、⑧督脈、髄液循環、交会穴：後谿・申脈であるがさらに詳しく見ると、督脈とは陽脈の海、脊強厥に用いる。任脈とは陰脈の海、男子七疝女子瘕聚に用いるのが基本である。さらにそれぞれを詳しく調べると、以下のようになる。

> 衝脈「令人逆気裏急也」幽門・通谷・陰都・石関・商曲・肓兪
> 　中注・四満・気穴・大赫・横骨・上焦・膻中・中焦・天枢・下焦・関元・陰交・気衝、左詰まり・腰から気衝：衝陽、腹部から気衝：陰交・関元・外傷・大杼、右詰まり・実：交信、虚：足三里・上巨虚瀉・下巨虚瀉・衝陽瀉、不妊（腎虚）：内庭補・陥谷瀉・足臨泣、上行異常（胃経）：内庭・衝陽・陥谷・上巨虚・下巨虚、下行異常（脾経）：三陰交・両大敦瀉・右公孫瀉・左公孫補
> 帯脈「腹満　腰溶溶如坐水中」帯脈・五枢・維道
> 　帯下（小腸湿熱）：関元・石門・陰交、白帯下：太淵補・太白補、赤帯下：太谿、帯病不妊：八髎灸・会陽灸・白環兪灸
> 陽蹻脈「気至濡目　気不栄即目不合」申脈・僕参（原）・跗陽（郄）・居髎（交会穴、陽維・陽蹻）・肩髃（右）・巨骨（左）・臑兪（交会穴、陽維・陽蹻）・地倉（左）・巨髎（右）・承泣
> 　眼痛・右目：左申脈瀉、左目：右申脈瀉、右充血：左交信、左充血：右交信、不眠：左申脈瀉・左僕参瀉・築濱・三陰交・交信補、嗜眠：右僕参補・右膝陽関補・三陰交瀉
> 陰蹻脈「令人陽緩陰急」然谷・照海・交信（郄）・晴明
> 　渋：陽交補・交信瀉、緊：公孫補・足臨泣瀉、浮：申脈補・後谿瀉、滑：左列缺補・右照海瀉
> 陽維脈（諸陽の会）「若不能維陽　溶溶不能自収持」金門・陽交（郄）
> 　臑兪・臑会・天髎・肩井・陽白・本神・臨泣・目窓・正営・承霊
> 　脳空・風池・日月・風府・唖門
> 　腰痛：承山・陽輔二刺（ヘルニアのしびれ）・陽交でも可
> 陰維脈（諸陰の交）「若陰不能維陰　則帳然失志」築濱（郄）・腹哀・府舎・期門・天突・廉泉
> 　心痛：内関、心痛動悸：内関・公孫、左が上がらない：左内関瀉、右が下がらない：右内関補、腰痛：築濱
>
> （宮脇和登著『よくわかる奇経治療』より）

奇経の診断

内側	浮沈	外側	
肝	心 小腸	膀胱	寸
脾	心包 三焦	胃	関
腎	肺 大腸	胆	尺

脈のゆがみからトリガーを推察　**奇経も判断できる**

まず反応経を診断トリガーは郄穴や輸穴に出ることが多い 難経７５難より

図29　奇経はどのように判断するか

脈診での奇経の判断　一覧

- 陰蹻脈

	寸口	関上	尺中
内			◎
外			◎

交会穴：照海　郄穴：交信(下肢内側痛に)

- 陽蹻脈

	寸口	関上	尺中
内	◎		
外	◎		

交会穴：申脈　郄穴：跗陽(むくみに)

- 帯脈

	寸口	関上	尺中
内		◎	
外		◎	

交会穴：足臨泣

- 任脈

<table><tr><th></th><th>寸口</th><th>関上</th><th>尺中</th></tr><tr><td>内</td><td rowspan="2">◎</td><td rowspan="2">◎</td><td rowspan="2">◎</td></tr><tr><td>外</td></tr><tr><td colspan="4">三部共に浅・深触れる(寸口は強く滑脈)</td></tr></table>

交会穴：列欠(一照海)

- 陰維脈

	寸口	関上	尺中
内	◎		
外			◎

交会穴：内関　郄穴：築賓(胃腸症状に)

- 陽維脈

	寸口	関上	尺中
内			◎
外	◎		

交会穴：外関　郄穴：陽交(下肢外側痛に)

- 衝脈

<table><tr><th></th><th>寸口</th><th>関上</th><th>尺中</th></tr><tr><td>内</td><td rowspan="2">◎</td><td rowspan="2">◎</td><td rowspan="2">◎</td></tr><tr><td>外</td></tr><tr><td colspan="4">牢脈(沈めると滑)を触れる</td></tr></table>

交会穴：公孫

- 督脈

<table><tr><th></th><th>寸口</th><th>関上</th><th>尺中</th></tr><tr><td>内</td><td rowspan="2">◎</td><td rowspan="2">◎</td><td rowspan="2">◎</td></tr><tr><td>外</td></tr><tr><td colspan="4">浮脈で滑が触れる</td></tr></table>

交会穴：後渓(一申脈)

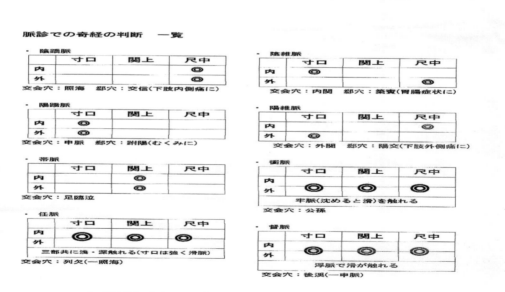

奇経診断は脈のゆがみをみる
パーキンソン治療では重要

図30　気口九道診の奇経診断

(平口昌幹編『気口九道』より)

⑥経絡診断で心経に異常があるとき（首周六合診）：小野文恵式鍼灸理論

　さらに重要な点は心経虚証で相火亢進には小野式首周六合診（頭・顔面の疾患）での診断が必要である。脳血管疾患の四肢麻痺や筋肉萎縮性の運動器疾患に適応する。

　　　一合：天柱　　膀胱・腎
　　　二合：風池　　胆・肝
　　　三合：人迎　　胃・脾
　　　四合：天窓　　小腸・心
　　　五合：翳風　　三焦・心包
　　　六合：扶突　　大腸・肺

　これは頚部から頭部への流注の異常をさぐるために用いる。圧痛があればその経絡上の「五行穴」を治療の第一選択とする。圧痛は郄穴・輸穴・経穴・原穴に出やすい。これを経気補鍼（浅刺で気を入れる）という。その他兪募穴を用いる陰陽交流鍼、体表の気鬱を散らす散気鍼（鍼先で円をかくように）、体表の気を滑らかにする滑気鍼（鍼先を雀啄するように）、邪を直接的に瀉する瀉邪鍼（やや深部に鍼）などがある。

　小野式首周六合診は診断的意味合いが強いが、脳卒中後遺症や癌化学療法での四肢のしびれや筋力低下や重症筋無力症などや心身症での身体表現化障害などは治療的効果も大きい。脈状診で心と心包がともに虚しているときには心経虚証、心が虚していて心包が強いときには心陽不振か三焦湿阻（めまい）、心と心包がともに強く触れるときには水気凌心となり、この3件のケースでは小野式首周六合診の診断が必要である。またその際に天牖・天容に圧痛がある場合には長野式の診断が必要で長野式の腹診になる。関門・大巨の圧痛と左右腹直筋の緊張を調べる（肝実・肺実・瘀血・自律神経など）。また扶突に圧痛を認める場合には山元式頭皮鍼の適応になる。これは「難病は胆経にあらわる」という原則からであるが、脈診では肝の浮と腹診では肝の相火の亢進を目標にすると肝の相火の亢進が診断できる。その際にはさらに山元式の手診断をしていく。天柱・風池に圧痛を認める場合には焦式頭皮鍼に適応がある。これは大脳の機能診断をもとにしてつくられた頭皮鍼である。脳卒中や大脳・小脳疾患などである。かつてはパーキンソン病のふるえにも使ったが、これは山元式の頭皮鍼のほうに効果があるようである。ただしパーキンソン病では膈不通がほとんどの方にあるため、奇経診断が必須である。膈不通がない場合は多系統性萎縮症やパーキンソン症候群の場合が多く、これは小野式首周六合診による経絡診断にて治療穴をもとめる。また朱氏頭皮鍼を用いる先生もいる。これは頭部の経絡診断を元にしてつくられた頭皮鍼療法である。

⑦首周六合診で天牖に異常があるとき（心の相火の亢進）：長野式鍼灸理論

　長野式治療は腹診が重要で、免疫治療に力をもつ。長野式治療は『よくわかる長野式治療』（長野康司著、医道の日本社）に詳しい。是非参考にするとよい。長野式治療では治療の体系が整えられている。これが長野潔先生の経験から生み出されたとは驚きである。そのなかでも特に免疫やアレルギーに効果を発揮する。その一部を紹介する。

　　　臍左圧痛（左関門）肝実……遅脈：左会陽・大腸兪

数脈：少海・郄門・曲池・復溜・漏谷

臍右圧痛（右関門）肺実……天牖・大椎・照海・復溜・太谿

臍斜め下（大巨）瘀血処置……中封・尺沢・天牖

臍上部（中脘）胃腸虚弱……胃3点（足三里・豊隆・蠡溝の高さ）

腹直筋緊張・自律神経処置……照海・兪府

脊柱起立筋緊張・側彎処置……陽輔・外関

緩和穴……内会陽・外ネーブル（天枢・中脘・関元）・イ（委中）ヒ（飛陽）コン（崑崙）

副腎処置……照海・兪府

下垂体処置……伏兎・風市・内陰・衝門・気戸・郄門

扁桃処置……天牖・照海・手三里・大椎

粘膜消炎処置……商丘・三陰交・陰陵泉・章門・脊中・脾兪

アレルギー処置……内ネーブル・腰兪・脊中・意舎・巨闕兪・身柱

　　長野式も基本は皮膚から4〜5mmの浅刺であるが、脊柱起立筋緊張や緩和穴ではやや深刺をする。長野式も副交感神経の刺激方法であるが局所治療をする先生も多い。

⑧首周六合診で扶突に異常があるとき（肝の相火の亢進）：山元式頭皮鍼理論

　　次いで経絡診断で肝の相火の亢進がある場合について述べる。この場合には扶突に圧痛があることが多く山元式頭皮鍼の適応である。胸鎖乳突筋の圧痛で診断する。脳疾患や慢性疼痛など難病では肝胆経に出ることが多いためである。扶突は肝経の反応でそのまま筋の前面の圧痛がある場合が多い（胆経の反応）。また胸鎖乳突筋の下端後面に圧痛を認めれば膀胱経の反応である。基本穴は神庭と両側5分（脳疾患）か曲差と頭維（慢性疼痛）で耳介の上部率谷の間に前方には虚証、後方には実証の経穴がならぶ。特に胆経（難病に多い）、膀胱経（慢性疼痛に多い）をよく用いる（イプシロン点）。深さは5分から1寸刺し得気を得る。また胸鎖乳突筋の一番下部（気舎の上）に圧痛があれば奇経の反応である。この場合は気口九道診で奇経診断が必要。山元式の腹診は長野式とほぼ同様であるが治療は頭部を用いる。脳内TNFαの慢性疼痛や頭頚部の神経難病、脳疾患の麻痺などに効果を認める。しかしこれらの疾患は抗凝固剤を内服しているケースが多くその点では要注意である。山元式は肝の相火の亢進を目標に診断するとわかりやすい。また脳血管障害の疼痛や神経難病の慢性疼痛などにも応用できる。この場合には左右の合谷診にて左右の部位を特定し腕診で頚椎・胸椎・腰椎の反応点を求める。さらに大脳・脳幹・小脳の反応点を調べることも多い。ソマトトープといわれる耳介の前面・後面・上部に反応点を探して置針する。置針は3〜5分程度である（図31・32・33を参照）。現在ではYNSA学会として治療の普及に活動されている。

　　天牖・天容に圧痛があれば長野式鍼灸。腹診で左右関門、大巨の圧痛診断が必要（前述）。

山元式頭皮鍼　　イプシロン点

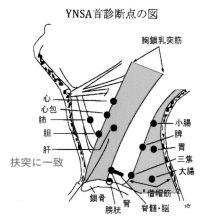

YNSA首診断点の図

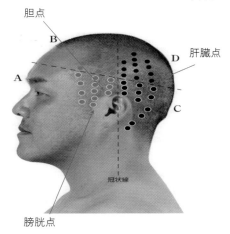

図31

（山元敏勝・山元ヘレン著『YNSA』より）

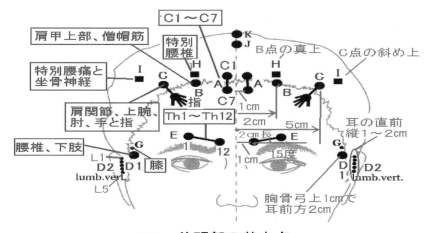

YNSA 前頭部の基本点

図32

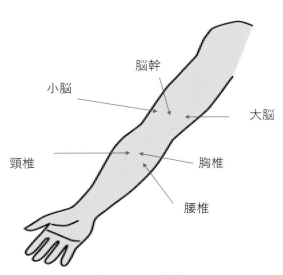

図33　山元式腕診

⑨首周六合診で風池に異常のあるとき：焦氏頭鍼

　焦氏頭鍼とは現代医学的な脳機能分布にもとづく頭皮鍼である（図34）。特に運動野や感覚野さらに小脳区（振戦区）によく用いる。首周六合診で風池・天柱に圧痛がある場合によい。特に四神総などは頭痛によく用いられる。長野式kiikoスタイルはその応用である。慢性疼痛に効果を発揮する。深さは山元式と同じ5分から1寸刺すことが多い。

　kiikoスタイル……慢性疼痛（DLPPCの関与）：頭臨泣・目窓・正営、不眠を合併（PFCの関与）：神庭、糖尿病を合併・右関門に圧痛：上太白・陰陵泉

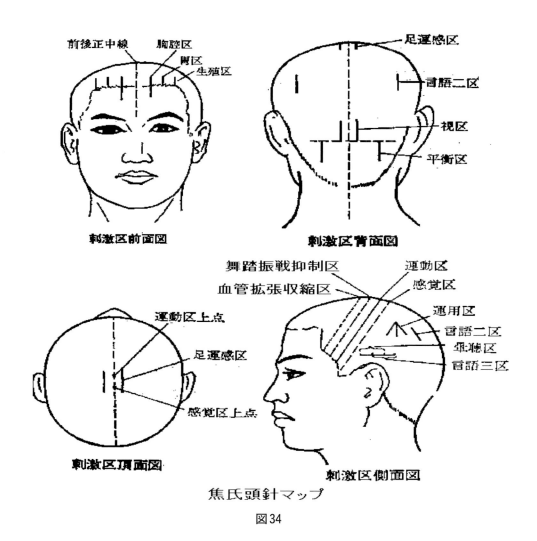

焦氏頭針マップ

図34

鍼灸の治療手順（後瀉の探し方）：トリガーポイントの探し方

疼痛疾患は主に以下のように分類される。

①局所侵害受容体の痛み
②神経障害性の痛み
③大脳辺縁系の痛み

疼痛改善には交感神経刺激で疼痛閾値を下げる必要がある。繰り返しになるが、局所だけの治療は交感神経過緊張にて生体のリバウンドを引き起こす。まず、副交感神経の刺激をすると（先補後瀉）長い間共同・協調作用にて自律神経が緊張し、リバウンドを起こさない刺激をすることができる。

副交感神経の刺激方法とは座位（臥位）・呼気・浅刺（皮膚から 4 mm）にて中医学の捻転補法（親指を前に 90 度捻転 1 分間に 120 回）、および提挿補法（1～2 mm 程度強く押し入れ軽く抜く）を施術する（中医学方式）。

副交感神経の経穴は経絡理論・良導絡が主であるが、①病が 2 経に及んでいる場合、②腎経虚証、③心経虚証の場合には困難である。この場合には心に実脈があれば、頭に経絡の異常流入があるため、頚部の圧痛点を確認し（小野式首周六合脈）、頭皮鍼か陰陽交叉法を選択する。特に陰陽交叉法は眼疾患には有用である。頭皮鍼では虚証の場合には刺鍼穴を少なくしないと後で頭痛を起こすことがある。心包経の実証では長野式の刺鍼が有用である。長野式では特にアレルギー疾患が得意である。

次に神経障害性疼痛の場合にはトリガーポイントを探索する。代田文誌先生の『鍼灸治療臨床学』には五十肩には条口と書かれているが、なぜ条口なのかを考えることが重要である。これには気口九道脈診が役に立つ。慣れてくれば始原東洋医学でもトリガーを探すことができる。神経性のトリガーか筋肉性のトリガーかを見極めることも重要である。その際には脾と肝の陰実を見極めると上部に反応が出るか、下部に反応が出るか分かる。例えば腰痛の場合には肝＞脾なら手の腰腿点にトリガーが出る。肝＜脾なら下委中にトリガーが出る。肩関節周囲炎の場合には上焦であるので、肺＞心の場合には陽明経の条口に、肺＜心の場合には太陽経の承山にトリガーが出る。といった具合である。膝関節症の場合には下焦であるので腎と心包の差をみるが、素問・霊枢の骨空論は遠隔点のトリガーを探すのに役に立つ。

筋原性の場合にはどの筋が緊張しているかをよくみると、その筋肉の付着部や筋腹にトリガーが出る。特に頚部痛は筋原性の場合が多く責任筋肉の同定が重要である。僧帽筋や肩甲挙筋などは鍼を筋膜の部位に刺入し運動鍼をして筋膜リリースをすることが重要である。大脳辺縁系の疼痛の場合にはそのほとんどが心身症であるため、まずラポールを取ることが重要である。なるべく経穴を少なく副交感刺激を主として治療に当たることが重要である。その際には副交感刺激と神経性トリガーが一致することも多い。局所の治療も忘れてはいけない。肝経虚証は背部肩甲骨の内側に反応点が出ることが多く、逆に背候診から経絡診断ができることがある。心経虚証では頚部の異常流注があることが多く頚部の診断より頭皮鍼が有用であることが多い。肝経虚証は身体表現化障害、心経虚証はうつ状態であることが多い。また局所の反応点は穴位作用をよく知る

ことが重要である（中医学）。取穴の代表例でトリガーポイントの取り方を詳しく述べてみる。

　また非疼痛疾患では、まず、弁証が重要である。しっかりした弁証をしたうえで副交感神経を刺激、さらにそれぞれの穴位作用を利用して治療にあたる。特に自律神経失調症では副交感神経の刺激が重要である。内分泌疾患では耳鍼も有用である。リンパ系の悪性疾患や膠原病では三焦弁証が重要になる。腹診にて膈不通が認められる場合にはバイパスとして奇経に反応が出る（奇経治療）。心下に反応が出る場合にはつまりが胸か膈か心下かを見極めて経絡を選択する（胸・肺、膈・胆、心下・脾）。神経難病の場合にも同様であるが、太陽経に反応が出る場合には経の伝播が多いため陽明や少陽にも反応が出ることが多い。胃腸疾患や認知症、耳鼻科疾患では穴位作用をしっかり身につけること。パーキンソン病ではほとんどの場合に膈不通がある。つまり奇穴が副交感を刺激すると脳内ドーパミン細胞が増える。そこに筋性トリガーと三叉神経求心路の刺激を加える。婦人科疾患では穴位作用と耳鍼が有用である。穴位作用は中医学をよく学ぶこと。気門穴・血門穴・水門穴・傷寒論・温病学などである。

　鍼灸の「本」はいかに副交感神経を刺激できるかであるが、トリガーポイントの刺激を忘れてはいけない。鍼のひびきを体感してマスターすることも重要である。これらはたくさんの症例を経験し1本でも多く鍼を打つことでマスターできる。最終的には1本の鍼で治療ができるようになる。名鍼灸師をめざしてがんばろう。

【取穴の代表例】
　臨床では複合型で判断する場合が多い（『鍼灸大成』より）。中医口訣とともに紹介する。

　　　　九鍼の宣。内良肉を傷り皮膚瘍をなす。病が深いと鍼は浅し。
　　　　脈が実のもの鍼を深くもってその気を泄する、脈虚のもの鍼は浅く刺しその脈を養す。
　　　　虚しているものはその母を補し、実しているものはその子を瀉す。まず先にこれを補し、しかる後これを瀉する。
　　　　五行穴は井は心下満、栄は身熱、輸は体重節痛、経は喘咳寒熱、合は逆気を鎮める。
　　　　病が臓にあるものは井穴をとり、病が色にあるものはその栄をとり、病が時間にあるものはその輸をとり、病が音にあるものはその経をとり、経が満ちて血にあるものはその合をとる。
　　　　臓を治するはその輸をとり、腑を治するものはその合をとる。浮腫のものはその経をとる。
　　　　気は血の帥であり、血は気の母である。
　　　　風を治するはまず血を治せ。
　　　　瀉井は瀉合、補井は補栄。心包は心の宮城であり、心にかわって邪を受ける。
　　　　三焦は陽気の父、心包は陰血の母。
　　　　陰の病は背部に求め、陽の病は腹部に求める。

（『鍼灸大成』より）

代表的な疾患別鍼灸治療

　次いで難病鍼灸より疾患別に取穴を紹介しながらトリガーポイントの取り方を解説する。『実用鍼灸学』『難病の鍼灸治療』に加筆した。

腰痛
局所取穴。非特異性腰痛は外来で最も多い。繰り返しだが**トリガー**が重要。

```
1：寒湿腰痛……腎兪・下委中・風府・腰陽関・局部阿是穴
   腰は腎の外府　　トリガー　散寒、督脈（委中は血門穴、加灸）
2：湿熱腰痛……下委中・腎兪・合谷・外関・陰陵泉
                    四総穴、去熱・去湿
3：瘀血腰痛……膈兪・委中・次髎・秩辺・腎兪・阿是穴
                疎利膀胱経気（瘀血にはパルス療法）
4：腎虚腰痛……命門・志室・太谿・下委中、偏陰虚：三陰交・陽陵泉、偏陽虚：関元・腎兪
                脊中の真陽（精宮穴も）
```

▪ トリガーポイントの取り方は
```
神経原性腰痛　脾＞肝：下焦にて尺脈をみる
              腎陽＞腎陰：膀胱経から少陽胆経、陽輔・僕参・飛陽
              腎陽＜腎陰：太陽膀胱経、下委中・跗陽・水泉・営池4穴
              脾＜肝：トリガーは上に、腰腿点・手三里
筋原性腰痛　脾＞肝：トリガーポイントは下に
            脾＜肝：トリガーポイントは上に
   寸口にゆがみ：膀胱経、腰宜・承山・膈兪
   関上にゆがみ：胃経、蘭尾穴・大巨・大包
   尺中にゆがみ：胆経、絶骨・陽輔・京門
```

　得気は部位によっても違うが5分から2寸まで筋肉によって使い分ける。腰なら腹横筋などは5分、腸腰筋なら1寸、脊柱起立筋は1.5寸など、また肩なら僧帽筋では5分、肩甲挙筋なら8分、深部頚筋群なら1寸という具合。但し志室だけは5分までで深刺はいけない。脊柱管狭窄で神経障害がある場合にはバージャー病の取り方を参考に（下記）。

痹症（疼痛疾患）
リウマチ以外に脊椎関節炎や線維筋痛症など慢性疼痛が多い。

```
1：風寒湿痹……局所の取り方の参考に
   肩部：肩髃・肩髎・臑兪
   肘臂：尺沢・閃坐3穴・合谷・外関（曲池3穴は去虚熱水滞）
   腕部：陽池・外関・陽谿・腕骨（陽池・腕骨は灸療法の時位置に注意）
```

手部：合谷・後谿・八邪（上八邪も効果）
脊背部：水溝・身柱・腰陽関
髀部：環跳・居髎・絶骨（大腿部は風市４穴がある）
股部：秩辺・承扶・陽陵泉
膝部：犢鼻・梁丘・膝陽関・陰陵泉
踝部：申脈・照海・崑崙・丘墟
足趾：太谿・崑崙・八風・上八風（これらは局所治療）

行痺……風門・膈兪
痛痺……腎兪・関元
着痺……足三里・陰陵泉・三陰交
熱痺……曲池・大椎・陽陵泉

慢性疼痛には頭皮鍼や長野式 kiiko スタイル、奇経治療などが必要。
手掌や足底の痛み、しびれは心包経で考える。ギランバレーも同様。

上腕神経痛

頚部神経根症。

1：風寒湿痺……大椎・風池・外関・陰陵泉
　　頚部痛：百労・大杼・缺盆
　　肩甲骨痛：肩髃・肩外兪・肩貞
　　上肢痛：橈側・曲池・手三里・列缺・合谷・正中側・尺沢・内関・大陵・曲沢
　　尺側：曲沢・少海・支正・後谿・圧痛点・阿是穴
2：血瘀痰濁……膈兪・血海・足三里・豊隆
3：気血不足……足三里・三陰交・肝兪・脾兪・膈兪
　　手指拘攣：三間・後谿

坐骨神経痛

腰痛に次いで多い。脊柱管狭窄症にも多い。

1：循経治療……腰2-5・夾脊・秩辺・環跳・陽陵泉
　　太陽経：殷門・委中・承山・崑崙
　　少陽経：風市４穴・絶骨・丘墟
2：寒湿留着……命門・腰陽関
　　　　　　　　督脈は陽脈の海
3：肝腎両虚……寒湿侵襲（根性坐骨神経痛）、肝兪・腎兪・陰谷・三陰交
4：瘀血阻滞……膈兪・委中
　　　　　　　　委中は血都、トリガーは下委中
5：正気不足……腎兪・足三里・公孫

三叉神経痛

外来でまれに遭遇する。

　　　1：風寒外襲……第Ⅰ枝：攅竹・魚腰・下関・合谷
　　　　　　　　　　　第Ⅱ枝：四白・下関・合谷
　　　　　　　　　　　第Ⅲ枝：夾承漿・下関・合谷・風池
　　　通ぜざれば則ち不痛、上に病あれば下に取る
　　　2：肝胆風火……観髎・風池・下関・行間・内庭・1重穴
　　　3：気滞血瘀……下関・太衝・風池・膈兪・2重穴
　　　4：陰虚火旺……下関・観髎・太谿・然谷

関節炎（関節リウマチ）
更年期リウマチ。多発腱鞘炎。

　　　1：風寒湿庳……大椎・身柱・風門・大杼・命門・腰兪
　　　頚部関節：大椎・天柱・風池
　　　肩　関　節：肩髃・肩髎・肩貞
　　　肘　関　節：曲池・曲沢・手三里
　　　腕　関　節：陽谿・陽池・養老・外関
　　　指　関　節：八風・八邪・合谷
　　　股　関　節：環跳・居髎・秩辺
　　　膝　関　節：膝眼・陽陵泉・梁丘
　　　足　関　節：解谿・崑崙・絶骨
　　　2：風熱湿庳……大椎・身柱・曲池
　　　3：痰湿庳阻……膈兪・脾兪・血海
　　　4：正虚邪留……肝兪・腎兪・足三里

　関節リウマチでは十河先生の異常経絡の診断が役に立つ。浮取で脈状診をしたあとに一番強く振れる脈をグッと押し込むとどこかの脈が消えていく。時間があればその経絡の原穴にプラス磁石を当てても脈の変化が現れる。その一番強い脈状と押したときに消えていく脈状に異常経絡の連絡がある。治療は原絡配穴で行う。

頚椎症（含痙性斜頚）
　4タイプある。

　　夾脊頚椎4-7・唖1-4・風池・天柱・大椎・新設（5/6）・新新設（6/7）
　　神経根型：肩井・胛縫・曲池・合谷・後谿・養老
　　椎骨動脈型：百会・四神総・太陽・頭維・三陰交・行間
　　交感神経型：百会・四神総・心兪・肝兪・胆兪・太衝
　　脊髄型：足三里・太陽・外関・委中・陽陵泉・環跳

肩関節周囲炎
トリガーポイントの探し方。弁証は頚椎症を参考に。

　　脾＞肝：トリガーは下に　　肩は上焦

心＞肺：太陽経、承山・承筋
　　心＜肺：陽明経、条口
　脾＜肝：トリガーは上に　寸口 —— 小腸経、肩外兪・肩貞
　　　　　　　　　　　　　　関上 —— 三焦経、天髎・臑会
　　　　　　　　　　　　　　尺中 —— 大腸経、手三里・合谷
　筋原性の場合には局所に　上天柱・肩井・肩外兪・肩痛点・胛縫・長頭腱
　凍結肩には秉風・巨骨・肩痛点、肩板炎には肩髃・肩貞・臑会・臂臑

膝関節痛

外来では最も多い。AKA を併用（AKA は AKA 互学会で研修を受けること）。
膝は三陰三陽が交わるところ。

▪ 骨空論はトリガーポイントのヒント
◦ 曲げることも伸ばすこともできない（筋緊張、パーキンソン病）→大杼
◦ 座ると膝が痛む、中に何かあるよう（棚障害）→大都
◦ 痛みが足の親指にひびく（坐骨神経痛）→委中
◦ 膝がガクガクする（サルコペニア）→然谷
◦ 座ると膝が痛い（変形性膝関節初期）→機穴
◦ 膝がだるい（血液循環不全）→光明
◦ 膝が熱く感じられる（偽痛風）→膝眼
◦ むこう脛の痛み（前脛骨神経障害）→足三里
◦ 膝を伸ばせるが曲げられない（変形性膝関節）→機穴

トリガーは　脾＜肝：機穴
　　　　　　脾＞肝：下委中・足三里・光明・然谷
局所は膝眼、内隙、鵞足点、外側脂肪点、弁証は坐骨神経痛を参考に。

頚肩腕症候群

筋肉性疼痛が多い。弁証は頚椎症を参考に。

　筋原性
　　脾＜肝：上天柱
　　脾＞肝：膏肓
　　筋膜剥離には合刺も　僧帽筋・肩井・肩甲挙筋・肩外兪・頭板状筋・風池
　神経原性
　　脾＜肝：上天柱・合谷
　　脾＞肝：膈兪・足の指付け根（足底針）
　　スポーツ鍼灸には斉刺も　風市４穴・曲池３穴・閃挫３穴・肩痛点

〔外来で多い外邪疾患〕

中医取穴はむずかしいと言われるが丸暗記ではなくその穴位作用を理解して覚えれば身に付き

やすい。穴位作用を含めて解説する。

外邪侵犯
温病学で。

冷え１：風寒外套……大椎・風門・肺兪・合谷（吸角療法も）
　　　２：寒滞肝脈……太衝・大都・肝兪
　　　３：少陰寒凝……然谷・大谿・腎兪・命門
暑湿１：暑湿阻肺……大椎・風門・孔最・合谷・豊隆
　　　２：暑湿胆入……内庭・合谷・胆兪・三焦兪・豊隆

感冒
傷寒論で。鍼灸大成より。

１：風寒感冒……列缺・迎香・支正・風門・風池・合谷、頭痛：太陽・印堂
　　太陽主表、　肺解表利竅、祛風散寒、　疎利陽明
２：風熱感冒……尺沢・魚際・曲池・内庭・大椎・外関、咽頭痛：少商
　　風熱犯肺、　　清泄肺熱、邪熱入裏陽明、督脈要穴
３：暑湿感冒……孔最・合谷・中脘・足三里・支溝、発熱：大椎・曲池
　　暑湿肺衛不和、宣肺解表、和中建胃、　三焦気化
４：気虚感冒……列缺・迎香・足三里・風池・合谷
　　　　　　　　宣肺解表、　気虚衛湿、和中建胃
５：陰虚感冒……列缺・支正・肺兪・風池・復溜・迎香
　　　　　　　　宣肺解表、　　祛風散寒、　滋陰解表
６：少陽感冒（弛張熱）……外関・足臨泣・風池・足三里・間使・曲池・内庭
７：外寒内熱（表閉煩躁)……外関・足臨泣・内関・大椎

　温病学と傷寒論はまず先に治療が必要。感冒の治癒には交感神経の緊張が必要であるため。先補後瀉の例外である。心が強いと肺も強く触れることがある。肺実と奔豚気（短脈を触れる）と風寒外套（肺浮脈）があるがいずれも頚部の筋緊張があり治療を要する。

〔外来で遭遇する内科疾患と婦人科疾患などと中医弁証〕

咳嗽
アレルギーや慢性気管支炎、副鼻腔炎に多い。

１：風寒咳嗽……列缺・合谷・肺兪・外関、頭痛：上星・風池、肢体痛：崑崙・温溜
　　　　　　宣通肺気、発汗解表
２：風熱犯肺……尺沢・肺兪・曲池・大椎、咽頭痛：少商、発汗：陥谷・復溜
　　　　　　　水穴、瀉肺化痰、風熱解表
３：風燥傷肺……合谷・列缺・肺兪・魚際・尺沢
　　　　　　　　肺熱止咳、　　　　潤肺止咳

4：痰湿咳嗽……肺兪・脾兪・太淵・太白・豊隆・合谷・咳・定喘
　　　　　　　　　　　脾は生痰の源、肺は貯痰の器
　　5：肝火犯肺……肺兪・肝兪・経渠・太衝、咽頭痒：照海、喀血：孔最
　　　　　　　　　　　　平肝降火、清肺化痰
　　6：肺陰消耗……肺兪・太淵・膏肓・太谿
　　　　　　　　　　　益肺生津清虚熱
　　7：痰熱壅肺……肺兪・脾兪・太淵・太白・豊隆・合谷
　　　　　　　　　　　清泄肺脾湿熱、　　　　痰濁自化
風門：督脈と足太陽の会、風気の出入の門戸
肺は嬌臓、肺は華蓋、まず邪を先に受ける　喜潤悪燥
陰郄：養陰退虚熱　復溜：退虚熱治盗汗　膏肓：治肺癆経験穴

肺脹（COPD）

外来にはかなり多い。

　　1：痰濁壅肺……肺兪・列缺・定喘・脾兪・豊隆
　　　　　　　　　　　降気定喘、痰濁は困脾傷胃
　　2：痰蒙心竅……太淵・定喘・脾兪・豊隆・神門・間使・隔兪
　　　　　　　　　痰瘀互結
　　3：肺腎気虚……太淵・太谿・肺兪・腎兪・膻中・豊隆
　　　　　　　　　　　豊隆は祛痰降逆平喘
　　4：陽虚水泛……三焦兪・気海・肺兪・腎兪・足三里・三陰交
　　　　　　　　　　　三焦気化
十二井穴：三陰三陽を通し陰陽の調節す
心兪・腎兪：補心腎交水火
脾兪・章門：統摂血止　　隠白：建脾益気止血
天府・合谷：清泄諸経熱邪止血　督脈は陽脈の海
手足陽明経皆歯に入る
温溜・梁丘：急瀉胃熱
潮熱、頬赤、舌紅乾燥皆虚熱火旺の証
足太陽経肛門に入る　承山清泄肛門の熱（席弘賦）
気は血の帥、血は気の母　心熱は小腸に移り絡を破り尿血に至る

動悸

特に不安神経症の動悸に有用。

　　1：心虚胆怯……神門・心兪・内関・通里・足三里・膻中
　　　　　　　　　　兪原配穴、　絡穴、　　　益気安神
　　2：心血不足……心兪・巨闕・神門・内関・脾兪・脈結代・隔兪
　　　　　　兪募配穴
　　3：陰虚火旺……心兪・神門・内関・陰谷・太谿・多夢・三陰交
　　　　　　　　　　　滋陰降火

　　4：痰火擾心……心兪・神門・内関・豊隆・陽陵泉
　　　　　　　　　　　兪原配穴、　　　痰濁降火
　　5：心血瘀阻……神門・大陵・心兪・巨闕・膈兪・少海
　　　　　　　　　実すればその子を瀉せ
　　6：心陽不振……心兪・巨闕・神門・内関・中衝・少衝
　　　　　　　　　虚すればその母を補せ
　　7：水気凌心……心陽不振には灸腎兪・気海兪
　　　　　　　　　　百会は督脈の海、膻中は気会穴

不眠

うつ病の第1症状として出現する。

　　1：肝鬱化火……太衝・肝兪・神門・内関・翳明
　　　　　　　　　　兪原配穴、　　　　　　失眠の経験穴
　　2：痰濁内擾……公孫・足三里・神門・豊隆・中脘・内庭
　　　　　　　　　　脾は生痰の源
　　3：陰虚火旺……神門・太谿・太衝・内関・復溜・失眠
　　　　　　　　　心腎不交
　　4：心脾両虚……心兪・脾兪・三陰交・神門
　　5：心胆気虚……神門・三陰交・足臨泣・胆兪・心兪
　　　　　　　　　　　　陽平陰秘

厥証

気厥（意識喪失）。外来に来ることはないが知識として知っておく。
　　　1：実証……行間・人中・膻中・内関
　　　　　実すればその子を瀉せ
　　　2：虚証……神闕・百会・気海・膻中
　　　神闕は人先天の根帯、気海は元気の海、百会は諸陽の会
血厥
　　　1：実証……人中・十二井穴・神門・太衝・隔兪・足三里
　　　　　　　十二井穴点刺瀉穴、人中・神門開竅醒神
　　　2：虚証……素髎・関元・三陰交・隠白
　　　　　　気はよく摂血、血は益気を脱す
痰厥
　　　1：太敦……豊隆・天突・膻中
　　　　　肝経井穴、瀉気逆解竅
暑厥
　　　1：水溝……内関・大椎・曲池・曲沢・十二井穴
　　　　　督脈は脳に入る、十二井穴は三陰三陽を通す
食厥
　　　1：人中……中脘・足三里・下脘・内関・公孫

鬱証（うつ病）

　外来の半分は心身症である。心経でも紹介。うつは右短脈。パニックは左短脈。心経以外では以下のようになる。

　　　　1：肝気鬱結……期門・太衝・膻中・公孫
　　　　　　　　　　疎肝利気、寛胸、衝脈
　　　　2：気滞痰鬱……蠡溝・三陰交・膻中・豊隆・神門・廉泉・列缺
　　　　　　　　　　肝鬱脾虚、　　　　　　　消痰利咽
　　　　3：気鬱化火……太衝・膻中・豊隆・行間・神門
　　　　　　　　　　疎理気降火、轄痰化濁
　　　　4：擾鬱傷神……膈兪・心兪・内関・三陰交、四肢痙攣：陰陵泉・合谷・太衝
　　　　　　　　　　養気血
　　　　5：心脾両虚……神門・心兪・内関・三陰交
　　　　　　　　　　養心血
　　　　6：陰虚火旺……神門・太谿・腎兪・心兪・内関
　　　　　　　　　　養心血、滋陰補腎
　　心経　心腎不交……心兪・腎兪・神門・三陰交
　　　　　心胆気虚……心兪・内関・神門・胆兪・陽陵泉
　　痰迷心竅……神門・大陵・印堂・膻中・豊隆・三陰交
　　心陽不振（奔豚気）……公孫・神門・間使・不整脈点
　　豊隆：化痰の要穴　　大陵：癲症治療十三鬼穴　　心は五臓六腑の大主
　　百会は諸陽の会　　五臓は皆胃に稟気す　　腎は一身の陰液の源
　　水溝は脳に入る　　腰奇は癲症の要穴　　五臓に疾あるもの皆原穴にとる
　　うつ病は経絡治療でも効果。虚証・実証の伝播を診断のこと。
　　右手短脈は心経（パニック・ノルアドレナリン）、左手短脈は肝・胆経（うつ・コルチゾール）が多い。

胃痛

　特に機能性胃腸症に有効。うつとパニック共に出現。心下痞と左胸脇苦満はノルアドレナリン増多が多い（玄癖）。

　　　　1：寒邪犯胃……中脘・胃兪・足三里・脾兪・内関、飲食不思：裏内庭
　　　　　　　　胃募穴、　　　　胃経下合穴
　　　　2：飲食停滞……内関・梁門・天枢・中脘・足三里
　　　　　　　　厥陰絡穴通陰維、消脹満
　　　　3：肝気犯胃……中脘・足三里・期門・太衝・内関、胸脇苦満：公孫
　　　　　　　　　和胃降逆、肝募穴
　　　　4：肝胃鬱熱……中脘・足三里・内庭・行間、肝鬱気滞：太衝・光明
　　　　　　　　　　　陽明栄穴、厥陰栄穴
　　　　5：胃陰不足……足三里・中脘・胃兪・脾兪・三陰交・陰谷
　　　　　　　　　腎は水臓、主津液
　　　　6：瘀血停滞……内関・公孫・膈兪・足三里・中脘

八脈交会穴、衝脈は血海、気巡れば血巡る
7：脾胃虚寒……脾兪・章門・胃兪・中脘・足三里、下痢：陵門・天枢
　　　　　　　　兪募配穴
公孫・豊隆：開利食道

嘔吐

機能性胃腸症（逆流性食道炎）でたまに訴える。パニックに多い。

1：外邪犯胃……胃兪・上脘・中脘・足三里・内関
　　　　　　　　温胃散寒、　　和胃降逆
2：食滞内停……中脘・下脘・足三里・内関・公孫
　　　　　　　　消積導滞、　　　和胃導滞
3：痰飲内阻……中脘・膻中・足三里・公孫・内関
　　　　　　　　和胃降逆、　　　　建脾化痰
4：肝気犯胃……中脘・足三里・内関・太衝・陽陵泉
　　　　　　　　和胃降逆、　　　　平木降逆
5：脾陽虚……脾兪・章門・胃兪・中脘・公孫・足三里
　　　　　　　　兪募配穴、　　　　和胃降逆
6：胃陰不足……中脘・三陰交・陰陵泉・足三里・内関
　　　　　　　　和胃降逆、建脾益気、　　調理二焦

泄瀉（下痢）

特に過敏性大腸炎に有効。耳鍼も効果。脾経でも紹介。

1：寒湿……中脘・天枢・大腸兪・脾兪・胃兪・陰陵泉・風門・列缺
　　　　　　　寒湿の邪中陽を褐す
2：湿熱……中脘・脾兪・陰陵泉・曲池・合谷・内庭・天枢
　　　　　　　　　　　　大腸湿熱、陽明湿熱
3：傷食……梁門・建里・足三里・中脘・内関
　　　　　　　消食導滞、　　和胃降逆
4：肝気乗脾……脾兪・章門・肝兪・期門・関元・天枢・足三里
　　　　　　　　兪募配穴、　　　　元気の海
5：脾胃虚弱……脾兪・章門・胃兪・中脘・陰陵泉・気海・関元・足三里
　　　　　　　　兪募配穴、兪募配穴、　建脾止瀉
6：腎陽虚衰……腎兪・命門・関元・天枢・足三里・脾兪
　　　　　　　　祛五更瀉、　　　補脾気
上巨虚：大腸下合穴　行血則膿自癒　長強：治裏急後重

腹痛

過敏性大腸炎。かなり多い。パニックに多い。

1：寒邪内阻……中脘・神闕・関元・足三里・公孫

　　　　　　　　升清降濁、暖下元、　建運脾胃
　　２：湿熱雍滞……中脘・公孫・内関・足三里
　　　　　　　　温通胃腸の腑
　　３：中虚臓寒……脾兪・胃兪・中脘・気海・足三里
　　　　　　　　兪募配穴、　　消穀運化
　　４：気滞結瘀……膻中・太衝・内関・陽陵泉
　　　　　　　　気行れば則ち血行る
　　５：飲食積滞……下脘・梁丘・天枢・曲池、大便不通：支溝
　　　　　建胃化食、導滞止痛

便秘

高齢者に多い。

　　１：熱秘……合谷・大腸兪・天枢・内庭・照海
　　　　　　　　大腸経火穴、通泄大腸腑気、益水行舟の法
　　２：気秘……中脘・陽陵泉・気海・行間
　　　　　　　疏通腑気、　　　　疏肝理気
　　３：虚秘……脾兪・胃兪・大腸兪・三陰交・足三里・関元・気海・天枢
　　　　　　　　臓腑経絡表裏配穴
　　４：血虚……三陰交・血海・隔兪・脾兪・胃兪・大腸兪、動悸：内関
　　　　　　　　補血養血、　　　培後天の気、調腑気
　　５：冷秘……気海・照海・石関・腎兪・脾兪・関元兪、脱肛：長強・百会
　　　　　　　助陽散寒、　　補益腎気
　　百虫窩：回虫経験穴

脇痛（上腹部痛）

ストレス性神経痛。

　　１：肝気鬱結……丘墟・肝兪・期門・俠谿、口渇：行間、不眠：神門
　　　　　　　　兪募配穴、　　　　肝栄穴
　　２：肝胆湿熱……期門・日月・支溝・陽陵泉・太衝
　　　　　肝胆の気が集まるところ、脇痛の要穴
　　３：瘀血停着……大包・京門・行間・隔兪・三陰交
　　　　　　　　脾の大絡、活血通絡
　　４：肝陰不足……陰郄・心兪・血海・三陰交
　　　　　　　　滋養心陰、　　補陰養血
　　至陽：黄疸の経験穴　十二井穴・十宣穴：神昏譫語の急病に

積聚（腹部腫瘤。脂肪肝。肝硬変にも）
　　１：気滞血瘀……期門・肝兪・膈兪・太衝
　　　　　　　　兪募配穴、　　活血理気
　　２：瘀痰内停……期門・太衝・三陰交・膈兪・血海・脾兪・胃兪

肝は血臓、脾は生血統血の効果、臓に病あれば背兪をとれ
3：正虚瘀結……章門・中脘・脾兪・胃兪・気海・血海・太衝
　　　　　　　気血大傷、兪募配穴
4：肝気鬱結……期門・太衝・足三里・中脘・肝兪
　　　　　　　肝気腹中気の集まるところ、肝の病を見ればまず脾実をみよ
5：食滞痰阻……膻中・中脘・陽陵泉・気海・行間・天枢・足三里
　　　　　　　導滞化痰

鼓腸（腹部膨満。肝硬変にも）

1：気滞湿阻……期門・章門・中脘・気海・足三里・肝兪・天枢
　　　　　　　疏肝理気、　　　　　　　　行気降濁、解鬱青肝
2：寒湿困脾……脾兪・腎兪・水分・復溜・公孫
　　　　　　水分は腹水の要穴、水を治する者はまず理気を、気化すれば自ら水は化する
3：湿熱蘊結……行間・上巨虚・陰陵泉・公孫・天枢
　　　　　　　肝経栄穴、大腸下合穴
4：肝脾血瘀……期門・章門・石門・三陰交
　　　　　　　血鼓は多くは肋骨下の癥痼による、石門は活血化瘀
5：脾腎陽虚……水分・陰陵泉・太谿・委陽・気海・命門・腎兪
　　　　　　　建脾理湿、　　　　　　腎膀胱気化、　補塡腎陽
6：肝腎陰虚……太衝・太谿・三陰交・脾兪・腎兪・足三里・中脘・照海
　　　　　　　滋陽肝腎、　　　　　　　　　　滋陰涼血

頭痛（片頭痛）

若年女性に多い。肝経を参考に。それ以外にも。

1：風寒頭痛……風門・列缺・風池・合谷・大椎、頭痛：上星・陽白・百会
　　　　　　　解表散寒、　大椎は諸陽の会、片頭痛：角孫・太陽・頭維
　　　後頭痛……風府・後頂
2：風熱頭痛……風府・上星・曲池・合谷・風門・外関
　　　　　　　督脈疏散風邪、　　　　　　　陽維
3：風湿頭痛……風府・上星・曲池・合谷・頭維・三陰交
4：肝陽頭痛……懸顱・百会・行間・俠谿・懸釐・頷厭・風池・太衝
　　　　　少陽風熱は厥陰肝経に
5：血虚頭痛……百会・気海・足三里・三陰交
　　　　　　　　　　　後天の気
6：痰濁頭痛……百会・太陽・豊隆・陰陵泉・中脘
　　　　　　　　　痰濁化痰の要穴、脾虚湿盛は上蒙
7：腎虚頭痛……腎兪・太谿・関元・百会
　　　　　　腎虚は髄海空虚、　腑腎入髄
8：瘀血頭痛……合谷・太衝・血海・百会・唖門
　　　　　　　陽明は多気多血、　　　　　入脳活血定痛
9：肝火上炎……風池・陽池・風府・百会・行間

局所治療として後頭痛：天柱・崑崙
頭頂頭痛：百会・通天・行間
前頭痛：上星・頭維・合谷
片頭痛：率谷・太陽・侠谿

虚証の頭痛は留鍼すると緊張で頭痛を強くすることがある。この場合には単刺がよい。

眩暈

内耳性めまいと不安神経に多い。腎経と腎経以外では。

1：肝陽上亢……風池・太陽・行間・侠谿・腎兪・水泉
　　　　　疎泄浮陽、　　　　肝胆虚陽、　　滋陰潜陽
2：気血両虚……足三里・三陰交・百会・気海・膈兪
　　　　　培補後天、　　　　　　補気生血
3：腎陰不足……百会・関元・太谿・三陰交：腎陰不足　関元・命門
　　　　腎精不足、髄海空虚、百会は諸陽の会、　腎陽虚：水泉・復溜
4：痰濁中阻……豊隆・陰陵泉・中脘・頭維
　　　　脾胃不足、湿痰の源、　　湿降升清

中風（脳卒中）

回復期の治療を頼まれることがある。山元式も有用。

半身不随……上肢：肩髃・曲池・外関・合谷
　　　　　　下肢：環跳・陽陵泉・足三里・解谿・崑崙
　　　　　　指先無力：八邪・後谿
　　　　　　肩挙上困難：極泉・肩貞
　　　　　　頭痛：風池・太衝
　　　　　　萎は一人陽明を取る
口眼歪斜……翳風・地倉・頬車・合谷・太衝
言語不明……廉泉・唖門・金津・玉液
咽頭麻痺……風池・天容・廉泉
悪寒発熱……大椎・曲池・合谷
意識障害……水溝・十二井穴・太衝・豊隆・労宮

痙症（痙攣）

1：邪擁経絡……風門・大椎・風池・曲泉
　　　　　風邪侵入筋脈拘急、太陽一身の表、大椎諸陽の会、陽維主陽、肝は筋脈
2：熱甚発痙……内庭・合谷・曲池・大椎・百会・廉泉・三陰交・曲泉
　　　　　陽明は気分実熱、　　　　平肝熄風、筋脈失養
3：陰血虚損……三陰交・足三里・太衝・合谷・陽陵泉・百会
　　　　　脾胃は気血生化の源、合は補後天の本

萎病（筋肉萎縮）

サルコペニアが増えている。東方会方式が良い。

　　　1：気鬱痰阻……臑会・陽陵泉・太衝・三陰交・豊隆・天突
　　　　　　三焦と陽維の会、疎解肝鬱、　　　　　　　　任脈の経気
　　　2：痰結血瘀……足三里・合谷・膻中・天突・天容・天鼎
　　　　　　　　導陽明経気、　　　　　　行気散結
　　　3：肝脾旺盛……臑会・陽陵泉・太衝・内関・阿是穴
　　　　　　　　三焦の経気
　　　4：心肝陰虚……阿是穴・行間・内関・太谿・曲泉・三陰交
　　　　　　　　局部気血疎通
　大椎手足三陽と督脈の会　液門能和解少陽治寒熱往来　関衝清三焦邪熱　十宣肝風内動

水腫（浮腫）

　浮腫がある場合には SSP やマッサージがよい。SSP では上半身は合谷 ── 合谷、下半身は足三里 ── 足三里に15分以上通電を忘れずに。

　　　1：風水氾濫……列缺・肺兪・大杼・三焦兪・陽陵泉
　　　　　　　風水相搏肺気失宣、　　　三焦通調水道
　　　2：湿毒浸淫……脾兪・三焦兪・偏歴・外関・陽陵泉・合谷
　　　　　　　　宣肺散寒、清熱解毒・導汗解
　　　3：水湿浸淫……脾兪・陰陵泉・三陰交・足三里・三焦兪
　　　　　　　脾失健運、水湿氾濫皮膚
　　　4：湿熱雍盛……陰陵泉・内庭・三陰交・合谷・支溝
　　　　　　　　脾胃湿熱、　　　　　　大腸湿熱、三焦気化
　　　5：脾陽虚垂……脾兪・足三里・気海・三焦兪
　　　　　　　建脾利湿、　補気、三焦気化
　　　6：腎気衰微……腎兪・太谿・気海・水分・三焦兪
　　　　　　　　兪原配穴、腎陽気化、通調膀胱気化
　然谷：補腎清虚熱　　委陽：疎理膀胱清熱涼血　　照海：清下焦熱　　大赫：助排石　膀胱は州都の官、気化の出るところ

耳鳴り

　老人性耳鳴りが多い。腎経と腎経以外では肝・三焦（突発性が多い）。

　　　1：腎精不足……翳風・耳門・腎兪・太谿・関元
　　　　　腎は耳に開竅す、局所
　　　2：気血両虚……翳風・耳門・聴会・膈兪・三陰交・足三里
　　　　　　　　激発経気
　　　3：肝火上擾……聴宮・合谷・外関・足臨泣・太衝
　　　　　宣散少陽、陽明風熱
　　　4：痰火擁盛……聴宮・合谷・豊隆・内関・大陵

　　　　疎調太陽経気、化痰降火、　瀉心火

萎症（筋肉萎縮）

廃用性筋委縮とサルコペニア。東方会方式。

　　１：肺熱津傷……筋失濡潤　　上肢：肩髃・曲池・合谷・後谿
　　　　　　　　　　　　　　　　　下肢：髀関・梁丘・足三里・解谿・肺兪・尺沢
　治萎独取陽明、陽明の者五臓六腑の海、宗筋を潤し宗筋は骨を束ね機関を利する也
　　２：湿熱浸淫……陰陵泉・三陰交
　　３：脾胃虚寒……脾兪・胃兪
　　４：肝腎陰虚……腎兪・肝兪・絶骨・陽陵泉・太谿
　湿で傷るものまず下に受ける　絶骨は強筋骨健歩　転筋には承山　肝の病をみるはまず実脾
　をみよ　心は五臓の大主　情志活動を主る　肺は気を主る　中焦は皆肺に上る　腎は水を主
　り五臓六腑の精と臓を受ける　一身の陰液の根　心陽は独り内熱をうむ

虚労（慢性疲労）

うつ病に多い。

　　１：肺気虚……太淵・肺兪・膻中・合谷
　　　　　　兪原配穴、気会穴
　　２：脾気虚……脾兪・章門・足三里・中脘・大横・天枢
　　　　　　兪募配穴、　補中気、　鼓舞中気
　　３：心血虚……神門・内関・膈兪・足三里・解谿・陽交
　　　　　よく補陰する者陽中の陰を求めよ、解谿・陽交は経験穴
　　４：肝血虚……太衝・肝兪・太谿・脾兪・風池
　　　　　　肝腎同源、泄水すれば函木す
　　５：脾陽虚……天枢・陽陵泉・関元兪・脾兪・魂門・胃兪
　　　　　　　　　　　　補中焦、　　　　　脾胃虚寒の特効穴
　　６：腎陽虚……太谿・腎兪・関元
　　　　　　虚すれば則これを補せ、腰は腎の府
　　７：肺陰虚……中府・復溜・魚際・肺兪・魄戸
　　　　　　培土生金、肺は水の上原腎に下降する、魄戸は清虚熱、養肺陰
　　８：心陰虚……陰郄・少府・後谿
　　　　　　心の経気の深く集まるところ、盗汗に
　　９：脾腎陰虚……三陰交・中脘・足三里
　　　　　　滋陰建脾、　　強壮胃気陰液得生
　　10：肝陰虚……中都・三陰交・太衝・光明・太谿・養老・天柱
　　　　　　　　　　　清肝虚熱、　　　　舒筋明目養肝
　　11：腎陰虚……太谿・三陰交・腎兪・復溜
　　　　　　滋補腎陰、虚すればその母を補せ
　汗は心の液　五液（肝は泪、心は汗、脾は涎、肺は涕、胃は唾）

脳卒中後遺症

回復期の治療が多い。山元式胆点、曲鬢、出血に注意。

四肢麻痺……曲池・肩髃・陽陵泉・環跳
　　　　上肢：肩髃・手三里・合谷
　　　　下肢：足三里・絶骨・解谿
嚥下困難……廉泉・扶突・風池・合谷・豊隆
失語……廉泉・唖門・通里・太谿・三陰交
口眼歪斜……地倉・頬車・下関・絲竹空・風池・翳風・合谷・足三里・内庭・太衝

脳動脈硬化症

めまいや両下肢の脱力で受診することがある。

１：心脾両虚（神経衰弱）……心兪・膈兪・三陰交・中脘・陰陵泉
２：心腎両虚（認知症）……心兪・腎兪・内関・神門・太谿・復溜
３：肝腎陰虚（仮性球麻痺)……腎兪・肝兪・太谿・三陰交・曲泉・気海

脊髄空洞症

他に治療法がないため受診することが多い。山元式。腕踝鍼。

１：脾腎陽虚……腎兪・脾兪・三陰交・気海・太谿
２：肝腎両虚……肝兪・腎兪・太谿・三陰交・志室
上肢麻痺：大椎・肩髃・曲池・外関・合谷
足内翻：申脈・照海・絶骨・三陰交
足下垂：解谿・承山・足三里

脊髄前角灰質炎（ポリオ・先天性小児麻痺）

山元式が実績。

１：湿毒外侵……合谷・足三里・曲池・髀関・解谿・外関・大椎
　　　　上肢：手三里・肩髃
　　　　下肢：陰陵泉・三陰交・陽陵泉・環跳
２：肝腎陰虚
　　　　下肢麻痺：腎兪・環跳・股門・髀関・足三里・陽陵泉
　　　　上肢麻痺：頸部夾背穴・肩髃・肩髎・曲池・合谷

運動神経（ニューロン疾患）

多発性神経障害や筋炎など。山元式が実績。

１：肝脾両虚……肝兪・脾兪・膈兪・太白・三陰交・足三里・陽陵泉・絶骨
　　　　　　　　　　　補血栄筋、気血生化の源、　　筋会穴、強壮筋骨
２：肝腎不足……陰虚内熱、腎兪・肝兪・太谿・曲泉・三陰交

　　　　　　　　益腎精、補肝血
　　３：脾腎陽虚……中気不足、脾兪・腎兪・気海・太谿・三陰交
　　　　　　　　　　　　元気の海、　補肝腎陰

震顫麻痺（パーキンソン）
治療に満足できない人が受診する。うつを訴える方も多い。

　　１：気血両虚……脾兪・足三里・三陰交・百会・気海・膈兪
　　　　　　　　培補後天、　気血生化の源、気血充填振戦自ら止む
　　２：肝腎不足……血虚風動、腎兪・太谿・風池・風府・太衝・上星・百会
　　　　　　　　　　　肝腎不足、　疎風陽、　　　升清陽
　　３：脾虚湿聚……痰熱生風、陽陵泉・豊隆・中脘・風池・風府・曲池・合谷・足三里・
　　　　　　三陰交・太衝　　　調理脾胃、　升清降濁、４穴で平肝熄風、鎮静安神
　ほぼ膈不通あり、副交感刺激に奇経治療が必要
　　　肝＞脾では顔面鍼（三叉神経求心路）、三叉神経求心路は下行抑制系に働く
　　　肝＜脾では山元式胆点も有用、振戦にも効果

舞踏病（ハンチントン）
痙性ジストニア。声帯振盪で受診するケースが多い。

　　１：心血不足……肝陽偏亢、心兪・膈兪・気海・内関・合谷・太衝
　　　　　　　　　　　　補心気心血、清心降火
　　２：陰血不足……肝風内動、心兪・腎兪・肝兪・神門・太谿・太衝
　　　　　　　兪原配穴

視神経脊髄炎（多発性硬化症）
東方会式経気補鍼が有効。

　　１：肝腎陰虚……目失栄養、肝兪・腎兪・行間・球後・晴明
　　　　　　　　　　　　　祛絡中熱明目
　　２：腎血虚……筋失栄養、肝兪・腎兪・太谿・風池・合谷・陽陵泉・光明・瞳子髎・攅竹
　　　　　　　　　　　　　　　養肝明目、　局部取穴

進行性筋栄養不良（ALS）
これはむずかしい。東方会式経気補鍼・気功鍼が必要。

　　１：気血両虚……足三里・血海・三陰交・脾兪・膈兪・絶骨
　　　　　　　　　　　　　補血養血、壮筋骨
　　２：腎陰不足……内関・中脘・胃兪・脾兪・内庭・三陰交
　　３：湿熱盛萎……大椎・曲池・合谷・足三里・陽陵泉・風府・三陰交
　　　　　　　通陽解表、　　　　　舒筋活絡
　　４：先天不足……腎兪・肝兪・太谿・絶骨・三陰交

　　　上肢：曲池・陽池・肩貞
　　　下肢：陽陵泉・丘墟・八髎・環跳
　萎を治するは独り陽明を取れ

重症筋無力症
気功鍼が必要。東方会式首周六合診が有効。

　1：中気不足……気海・百会・足三里・三陰交・腎兪・公孫
　2：腎陰不足……胃兪・中脘・脾兪・太谿・照海・足三里・三陰交
　3：肝腎両虚……胃兪・脾兪・腎兪・肝兪・太谿・三陰交・足三里・陽陵泉・絶骨

多発神経炎
手足のしびれを訴える。ギランバレー。頭皮鍼も。

　1：湿熱浸淫……大椎・命門・腰陽関、麻痺：水平上下華佗夾脊穴・曲池・手三里・合谷・
　　　足三里・三陰交
　2：風寒阻絡……上肢：尺沢・曲池・外関・八邪、下肢：委中・足三里・崑崙・八風
　　　　　　　　　　井穴浅刺出血は泄熱解毒
　3：肝腎両虚……肝兪・腎兪・命門・腰陽関・足三里・三陰交・太谿・曲池・合谷
　　　　　　　　滋補肝腎、　培元補腎
　　　　　　　手足下垂：養老・外関・絶骨・解谿
　4：陰陽絡損……脾兪・胃兪・足三里・解谿・曲池・合谷
　　　　　　　　　　調和気血
　　　　　　　督脈虚損、命門・腰陽関・華佗夾脊穴
　5：瘀血凝滞……曲池・足三里・合谷・期門・膈兪・肝兪・太衝・八邪・八風
　　　　　　　　　　　　　　　　　清陽熱邪

肋間神経痛
帯状疱疹後神経痛。REPP 点治療（良導絡）。電気梅花鍼。

　1：肝気鬱結……肝兪・期門・丘墟・太衝・夾脊・阿是穴
　2：瘀血疎絡……膈兪・肝兪・血海・三陰交・行間
　3：邪犯少陽……中渚・外関・大椎・足臨泣
　4：痰飲内停……尺沢・列缺・天突・足三里・豊隆
　5：肝陰不足……肝兪・風池・曲泉・三陰交・太谿

顔面神経麻痺
口の周囲は低周波。目の周囲は高周波。

　顔面神経　胃経か胆経に反応経筋治療も
　地倉・水溝・観髎・四白・太陽・絲竹空・翳風・晴明・牽正
　1：風邪外襲……口眼歪斜、風池・地倉・頬車・四白・陽白・合谷・牽正

循経取穴

2：虚風内動……頬車・地倉・迎香・観髎・風池・足三里
気温たたむれば血これを濡す

3：気血瘀阻……頬車・地倉・迎香・観髎・足三里・太衝・風池

上腕神経麻痺
頚部神経根症のしびれ。

1：気滞血瘀
　①上部型：病側頚椎4－胸椎1夾脊・大椎・肩中輪・巨骨・肩髃・臂臑・肩髎・天府・
　　侠白・曲池
　②下部型：病側頚椎6－胸椎1夾脊・肩髃・曲池・手三里・内関・魚際・合谷・八邪・
　　後谿
　③瞳孔縮小：風池・太陽・攢竹
2：湿熱浸淫……大椎・曲池・合谷・尺沢
　①上部型：百労・巨骨・臂臑・肩髎
　②下部型：肩髃・手三里・内関・後谿・八邪
3：上肢神経麻痺……瘀阻経絡
　①上腕神経麻痺：病側頚椎4-7　夾脊・大椎・巨骨・肩髃・肩髎・肩前・肩井・曲垣・
　　臂臑
　②橈骨神経麻痺：崇骨・大椎・陶道・肩髎・臑会・消濼・肩髃・曲池・手三里・孔最・
　　外関・中泉・陽谿・合谷
　③正中神経麻痺：崇骨・大椎・陶道・肩前・曲沢・郄門・間使・内関・大陵・労宮・魚
　　際・合谷
　④尺骨神経麻痺：大椎・陶道・青霊・小海・霊道・神門・八邪・陽谷・腕骨・後谿

下肢神経麻痺
脊柱管狭窄症のしびれにも。

1：瘀阻経絡
　①大腿神経麻痺：命門・陽関・病側腰1-4　夾脊・髀関・伏兎・陰市・足三里・箕門・
　　血海
　②閉鎖神経麻痺：命門・腰陽関・病側腰1-4　夾脊・急脈・陰廉・足五里・陰包・曲
　　泉・伏兎・血海
　③脛骨神経麻痺：上髎・次髎・中髎・環跳・委中・承筋・承山・陰陵泉・三陰交・交
　　信・太谿
　④腓骨神経麻痺：上髎・次髎・中髎・環跳・委陽・陽陵泉・絶骨・足三里・上巨虚・下
　　巨虚・解谿・丘墟・崑崙
2：肝腎陰虚……肝兪・腎兪・大杼・陽陵泉・絶骨・足三里・三陰交

大腿外側神経痛
坐骨神経痛の次に多い。心身症の要因。

　　1：気血両虚……脾関・伏兎・梁丘・中涜・風市４穴・環跳

　　2：風湿庫阻……風市４穴・中涜・髀関・陽陵泉・伏兎

　　3：血瘀寒凝……髀関・伏兎・陰市・血海・風市４穴・中涜・陽陵泉

　癲癇・白昼発作：申脈　夜間発作：照海　腰奇は癲癇の経験穴　百虫窩は虫の経験穴

臆病（パニック）

ドーゼに気を付けて。ノルアドレナリンが高い（右手短脈）。

　　1：風痰阻滞……百会・人中・太衝・豊隆・合谷
　　　　諸暴強直皆風に属す

　　2：肝郁鬱滞……天突・膻中・内関・太衝
　　　　会厭の脈は上に上り任脈に通ず

　　3：血虚肝急……神門・三陰交・人中・太衝

神経衰弱（神経症）

不安神経症。ドーゼが重要。コルチゾールが高い（左手短脈）。

　　1：心神不寧……神門・三陰交・安眠・内関
　　　　　　　　　　　　鎮静作用

　　2：痰熱内擾……神門・三陰交・内関・安眠・陽陵泉・豊隆

　　3：肝脾失調……章門・天枢・神門・三陰交・安眠・内関・肝兪・脾兪
　　　　　　　兪原配穴

　　4：心脾両虚……神門・三陰交・安眠・心兪・脾兪・膈兪・足三里・関元・気海・隠白
　　　　　　　　　　　　　　　　培元固本、元気の海、益気摂血

　　5：心腎両虚……神門・太谿・内関・三陰交・安眠

　諸邪心にある者皆心包絡にある。豊隆は痰濁の要穴、隠白は十三鬼穴の一つ。

　この２症疾患はよくラポールを取ってから治療する。思わぬ苦情が出ることがある。

糖尿病

肺経と腎経でも紹介。

　　1：上焦……肺兪・合谷・魚際・廉泉・照海・三陰交
　　　　　上焦清熱潤肺

　　2：中焦……中脘・天枢・大椎・陥谷・三陰交・太谿
　　　　　　腑会穴：瀉胃火、　瀉胃火　潤燥

　　3：下焦……腎陰虚：腎兪・太谿・三陰交・照海
　　　　　　　清虚火補腎気
　　　　　陰陽両虚：脾兪・腎兪・命門・気海・関元・足三里・三陰交

　動悸：内関・膻中・心兪、不眠：神門・三陰交

　肋痛：支溝・陽陵泉・日月・期門・胆兪・肝兪

　胃痛：内関・中脘・足三里

　便秘：天枢・大腸兪・支溝・照海

下痢：天枢・気海・脾兪・上巨虚
尿痛尿頻：膀胱兪・中極・陰陵泉・行間・太谿
陰部痒：曲骨・下髎・血海・蠡溝・中都・行間
視力障害：攢竹・風池・光明・太衝

肥満
希望者が多い。

　　1：脾胃両旺……胃兪・脾兪・曲池・合谷・内庭・三陰交・天枢・支溝
　　　　　　　高脂血症：廉泉・太衝・豊隆
　　2：脾胃両虚……脾兪・胃兪・足三里・気海・関元・陰陵泉・中脘
　　3：真元不足……腎兪・脾兪・命門・三陰交・太谿、男性：関元・中極
脾胃両旺と脾胃両虚は腹部リンパマッサージも効果あり。

慢性気管支炎
咳喘息も多い。

　　熱邪擁肺……大椎・陶道・肺熱点・内関・豊隆・定喘
　　　　　　　臓熱点は癌治療にも。内関・孔最は喘息に。
　　肺気不宣……肺兪・尺沢・経渠・足三里・合谷・孔最
　　　　　　　孔最 — 合谷のパルスは劇的に喘息様発作を止めるが交感神経が優位になりす
　　　　　　　ぎないように長座位（副交感優位）で行う。

気管支拡張症
心身的な胸部痛と咳嗽。

　　肺気不宣……大椎・天突・尺沢・豊隆・足三里・列缺・肺兪・腎兪
　　腎不納気……大椎・尺沢・豊隆・足三里・孔最・腎兪・太谿

心臓弁膜症
高齢者に多い。腹部心下痞堅。

　　水気凌心……内関・足三里・心兪・三陰交
　　　　　動悸：神門・通里・心臓点
　　　　　浮腫：陰陵泉
　　　　　呼吸困難：肺兪・列缺
　　　　　肝臓肥大：肝兪・太衝
　　　　　腹脹：天枢・気海
　　　　　喀血：肺兪・孔最
　　　　　食欲不振：脾兪・膏肓
高齢者では低温サウナ（温泉療法）を併用することが多い。

骨髄異栄養症

再生不良性貧血。白血病。腹部心下痞を確認。江部の経方理論を参考に。

　　足三里・膈兪・腎兪・膏肓
　　　発熱：大椎・曲池
　　　出血：血海

江部の経方理論では心下痞を3部に分け、胸不通：肺経、膈不通：胆経、心下不通：脾胃経を取穴する。

血小板減少性紫斑病

子供に多い。腕踝鍼も有用。

　　膈兪・脾兪・血海・三陰交・湧泉・夾脊胸7・11

胃下垂

若年女性に多い。脾虚下陥。必ず補気をしないともとに戻る。

　　建里・中脘・天枢・気海・足三里・内関・公孫・提胃・胃上・百会

慢性胃炎

機能性胃腸症。逆流性食道炎。

　　1：脾胃不和……足三里・期門・内関
　　2：脾胃虚弱……足三里・脾兪・胃兪
　　3：胃陰不足……足三里・幽門・三陰交・章門
　胃痛には蘭尾穴や胆嚢穴。

慢性ウイルス性肝炎

肝鬱気滞。肝血不足。

　　肝兪・脾兪・大椎・至陽・足三里・期門・章門・中脘・石子頭・肝炎点
　　内服薬の副作用防止に役に立つ。

慢性潰瘍性大腸炎

若い人に増えている。

　　臍中四辺穴・天枢・関元・気海・大腸兪・脾兪・胃兪・足三里・三陰交・中膂内兪
　　　　下合穴も小腸経は下巨虚、大腸経は下巨虚（膀胱経の委陽は尿閉に）。

慢性腎炎

治療がないため受診することが多い。透析を遅らせる。

腎陽虚（ほとんどがこのタイプ）……脾兪・胃兪・志室・飛陽・太谿・膻中・膏肓・
気海・三陰交・復溜・京骨

腎陰虚……肝兪・脾兪・胃兪・腎兪夾脊・飛陽・太谿・気海・三陰交・復溜・京骨

蛋白は脾胃で産生。これらに加えて、

浮腫……陰陵泉・膀胱兪・三焦兪
高血圧……大椎・足三里
腎機能不全……夾背胸5-7
蛋白尿……腎兪夾脊・白環兪・下1穴・蠡溝・手腎点（高麗鍼）

痙性斜頚
肩こりの多くは筋肉の痙攣。この場合だけ脊椎をまたいでパルスをする。

風池・肩井・扶突・百会・合谷・安眠
水平回旋型……両風池パルス
後屈型……両扶突パルス
前屈型……両風池パルス
筋膜リリースも有用。経穴に雀啄を、合谷刺や斉刺も有効。血流を回復させる。USで確認を。

顔面けいれん
三叉神経。両手の気口九道診で反応穴を診断。

阿是穴・合谷・四白・魚腰・夾承漿

進行性痙性対麻痺
脊髄損傷。責任筋の診断とパルス治療。山元式も効果。

断面九鍼穴・伏兎・足三里・陽陵泉・絶骨・解谿・腎兪・次髎・血海・三陰交・髀関
責任脊椎の督脈上と上下1椎体、その左右1.5寸の9鍼

重症筋無力症
東方会式治療がよい。経気補鍼。気功鍼。

攅竹・陽白・魚腰・合谷・百会
眼瞼下垂……外関・光明・三陰交・足三里
複視……晴明・風池

高脂血症
減脂肪にてパルス治療を。肥満症を参考に。

内関・足三里・三陰交・太衝・太白

肥満症

先ほどの項も参考に。脾胃の弁証以外にも。

関元・三陰交
脾虚湿滞……内関・水分・天枢・豊隆・列缺・脾兪
湿熱内盛……曲池・支溝・大横・四満・内庭・腹結
衝任失調……支溝・中注・帯脈・血海・腎兪・太谿

甲状腺機能亢進症

腎経の実証。

平瘻・気瘻・上天柱・風池・内関・間使・足三里・三陰交・攅竹・絲竹空・陽白・魚腰

全身性エリテマトーデス

膠原病で最も多い。冷えが必ずある。

熱毒織盛……大椎・委中・陥谷・大陵・陽陵泉
陰血虚損……曲池・合谷・迎香・風池・労宮・湧泉
陽気虚衰……百会・曲池・合谷・足三里・命門・商丘
気滞血瘀……膻中・気海・合谷・太衝・章門・内関・印堂

進行性全身性強皮症

MCTD で受診することが多い。必ず冷えがある。手の皮膚の硬化が認められる心包経湿阻瘀血。経筋治療も。

阿是穴・肺兪・腎兪・曲池・外関・三陰交・関元・大椎

悪性腫瘍

免疫をあげるために受診する。

食道癌・胃癌……大椎・身柱・神道・霊台・夾脊胸8・脾兪・胃兪・足三里
　　　　　　　中脘・章門・足三里・行間・三陰交・膈兪・豊隆・公孫
　　　食道上段：天突・華蓋・璇璣・夾脊頸6－胸2
　　　食道中段：紫宮・玉堂・膻中・夾脊胸3-6
　　　食道下段：鳩尾・巨闕・中庭・夾脊胸7-10
　　　胃癌：　　上脘・中脘・下脘・夾脊胸11-12
乳癌……肩髃・霊道・温溜・足三里・下巨虚
肝臓癌……百会・内関・大椎・足三里・肝炎点・肝兪・腎兪
肺癌……百会・内関・大椎・足三里・肺兪・風門・定喘・豊隆
膵臓癌……百会・内関・大椎・足三里・陽陵泉・膵兪
放射線障害……曲池・内関・足三里
　　　白血球減少：大椎・肋縁

食欲不振：中脘・関元・三陰交
不眠：百会・神門・頭維
直腸炎：合谷・天枢・上巨虚
　脾＞肝：足底癌根点、ビワ灸も
　脾＜肝：背部臓熱点
手足症候群にはギランバレーを参考に。鍼灸が効果。

尋常性乾癬

結構患者さんが多い。鍼灸がよく効く。

　　　基本穴　大椎・陶道・阿是穴・夾脊胸5-6・夾脊腰2-3
頭部……四神総・上星・頭維
うなじ……翳明
背部……天宗・肝兪・脾兪・腎兪
上肢……肩髃・曲池
下肢……新環跳・梁丘・血海・陽陵泉

アレルギー性皮膚炎

アトピーも多い。小児には小児鍼。経絡診断を。長野式が有用。

　　風池・大椎・曲池・血海・阿是穴・合谷・委中・足三里・承扶・天柱
江部式前通と後通診断が重要。前通では脾胃経、後通では肝胆経。

尋常性白斑

高齢者に多い。レーザー治療も。

　侠下・癜風・阿是穴

尋常性ざ瘡

清熱治療を。栄穴点刺瀉血。

　曲池・合谷・後谿・労宮・大椎・足三里・迎香・下関・頬車

疣贅

灸治療がよい。深谷流の合谷・陽池はどこでしょう（入江靖二著『図説深谷灸法』を参照のこと）。

　阿是穴・支正・拳尖

円形脱毛症

電気梅花鍼がよい。長野式が有用。

　百会・頭維・阿是穴・生髪穴・防老・健脳

リンパ節腫大（悪性リンパ腫）
江部の経方理論で心下痞診断を。

　　阿是穴・肩井・天井・手三里・足三里・四花穴・結核点
　　心下痞で胸・肺、膈・胆、心下・脾胃の経絡を選択する。

大動脈炎
血圧の左右差がある。抗リン脂質抗体症候群も。

　　太淵・人迎
　　上肢……内関・尺沢・神門
　　下肢……気衝・衝陽
　　めまい……風池
　　視力低下……睛明・攢竹
　　胸痛……心兪・通里
　　アレルギーがある場合が多い。長野式が効果。

バージャー病（含下肢神経障害）
上肢・下肢の神経痛にも使える。ギランバレーにも。

　　血海・経渠
　　寒湿証……陽陵泉・三陰交・下巨虚・太淵・上巨虚
　　血瘀証……列欠・尺沢・膈兪・上巨虚・下巨虚
　　熱毒証……太谿・復溜・列欠・尺沢・魚際・陰陵泉
　　腎虚証……膻中・膈兪・陰谷・三陰交・尺沢・太谿
　　下肢……脈根・血海・陰包・環跳
　　　　　　第1指：陰陵泉・地機
　　　　　　第2・3指：足三里・豊隆
　　　　　　第4指・下腿外側：陽陵泉・絶骨
　　　　　　第5指・下腿後側：承山・崑崙
　　　　　　足底：太谿・八風
　　上肢……合谷・後谿・曲池・郄門・青霊
　　　　　　親指・人指：手三里
　　　　　　中指：内関
　　　　　　薬指：外関
　　　　　　小指：通里
　　　　　　前腕：大陵

脊柱管狭窄による排尿排便障害
脊柱管狭窄症の神経根タイプの治療。混合型にも効果。
粕谷（新潟医療福祉大）によると、

1：浅腓骨神経の刺激……陽陵泉の5分後ろ・足三里に1Hzのパルス刺激
2：椎間関節の刺激……責任椎骨の夾脊に刺激
3：足裏メカルノレセプターへの灸刺激……湧泉の上・踵の付着部・足底神経の3カ所に灸
　　尿失禁：華佗夾脊（腰仙部）
　　尿がたらたら流れる：中極・横骨・三陰交
　　排尿困難：百会・神道・命門・秩辺
　　排便困難：長強・会陽・肛周穴
　　他に大腿外側皮神経（風市4穴）、後脛骨神経（跗陽、金門）などがある。

前立腺肥大

会陰が治療しづらい。自分でやる器具もある（ローラー鍼）。下焦湿阻。

　前立腺穴・会陰・腎兪・気海・中極・関元・泌尿器科点

子宮筋腫

希望者が多い。交感神経刺激。経外奇穴多い。胞宮（衝脈）弁証。月経困難症を参照。

　子宮・曲骨・横骨・三陰交・次髎・血海・腎兪・復溜・耳鍼（皮質下）

子宮脱

多産高齢者に多い。副交感刺激を。胞宮気陥。

　維道・維胞・維宮・環上・関元・曲骨・陰陵泉・三陰交・百会

不妊症

交感・副交感を考えて刺激の量を。腎経虚証に胞宮診断を。

　関元・子宮・秩辺・胞門・子戸・耳鍼（内分泌　卵巣　副腎）
　　排卵誘発（交感神経）……絶孕・L2夾脊・大陰蹻・腸遺・提托・生殖点
　　胞宮気虚・肝腎不足……復溜・八髎・志室・太衝
　　胞宮気滞血瘀……気海・膈兪・肝兪・陽陵泉・腎兪夾脊
　　胞宮気血両虚……気海・血海・三陰交・中極・豊隆
　　胞宮虚寒……曲骨・大椎・腎兪夾脊・命門・交信（三陰交との違いはどうでしょう）
　　四條流不妊治療は子戸・胞門に灸を。

月経困難症

若い女性に多い。子宮内膜症。

　　胞宮血瘀……月経前下腹部痛、血海・関元・合谷・中極・帰来・三陰交・大陰蹻
　　胞宮実寒……関元・三陰交・中極・次髎・下椎・経中
　　胞宮虚痛……月経中に下腹部痛、気海・三陰交・脾兪・腎兪・足三里・子宮
　子宮体部痛・排卵：交感神経、子宮頚部痛・安胎：副交感神経

下腹部左筋緊張がある場合には男性ホルモンが影響している。胆経の治療を。

無月経

ダイエットの後。ホルモン低値。女性ホルモンを上げるには副交感刺激。

中極・三陰交・関元・血海・足三里・復溜・下１穴
胞宮虚寒……関元・三陰交（灸）
胞宮腎虚……産後、腎兪・脾兪・気海・三陰交
胞宮血虚……脾兪・腎兪・三陰交
胞宮瘀血……太衝・行間・三陰交・血海・合谷

不正出血

ホルモン異常か子宮筋腫。

出血には陰経郄穴や井穴、平補平瀉か灸療法。
関元・太谿・血海・三陰交・飛陽・合谷・足三里・隠白・交信・太敦・中極・
足心・大陰蹻・髎髎・鳩杞・下１穴
　胞宮実証……三陰交・太衝・関元・隠白
　胞宮寒証……血海・水泉
　胞宮陰虚……内関・太谿
　胞宮気虚……脾兪・足三里

慢性骨盤炎

更年期障害にも。肝脾不和。

関元・水道・足三里・三陰交・帰来・蠡溝

逆位（骨盤位妊娠）の至陰は有名。

〔胞宮弁証のまとめ〕

排卵誘発……絶孕・腎兪夾脊・大陰蹻・腸遺・提托・生殖点
着床促進……子宮・子戸・胞門・腎兪・三陰交・足三里・至陰・耳鍼（子宮金、交感銀）
　胞宮気虚・肝腎不足……復溜・八髎・志室・太衝
　胞宮気滞血瘀……気海・膈兪・肝兪・陽陵泉・腎兪夾脊
　胞宮気血両虚……気海・血海・三陰交・中極・豊隆
　胞宮虚寒……曲骨・大椎・腎兪夾脊・命門・交信・関元・三陰交（灸）
　胞宮血瘀……月経前下腹部痛、血海・関元・合谷・中極・帰来・三陰交・大陰蹻
　胞宮実寒……関元・三陰交・中極・次髎・下椎・経中
　胞宮虚痛……月経中に下腹部痛、気海・三陰交・脾兪・腎兪・足三里・子宮
　胞宮腎虚……産後、腎兪・脾兪・気海・三陰交
　胞宮血虚……脾兪・腎兪・三陰交

胞宮瘀血……太衝・行間・三陰交・血海・合谷
胞宮陰虚……内関・太谿

これらは『臨床医家のための鍼灸療法』（吉元昭治著、医道の日本社）を参考にしたい。

小児微小脳障害（含む自閉症）
小児は腹診が重要。大師流小児鍼も効果。新経絡も。

腎兪・三陰交・脾兪・中脘・気海・絶骨・命門・四透
陰虚型……太衝・合谷
気血両虚……足三里・陰陵泉・曲池・外関
痰濁阻竅……心兪・通里・神門・豊隆

小児麻痺（ポリオ・先天性麻痺）
山元式も効果。

肩髃・髀臑・曲池・手三里・合谷・環跳・風市・四強・陽陵泉・足三里・絶骨・髀関・肝
兪・脾兪・腎兪・秩辺・天宗

夜尿症
夜尿点に点粒を。膀胱気化不足。

関元・三陰交・陰三角・夜尿点

小児心身症・自閉症
かなり希望者が多い。良導絡で診断も。

新経絡治療が効果。主経の原穴に皮内針、反応経の井穴をまわす。
左心包経・右腎経左胆経（うつ型。最も多い）
右心経・右脾経左膀胱経（うつ型）
左肝経・右脾経左三焦経（自律神経型）
右胆経・右肝経左胆経（自律神経型）

近視
若年学生に多い。血輪気虚。眼疾患は五輪学説が重要。

承泣・晴明・球後・四白・合谷・風池・翳明・攅竹・大椎
正光1・正光2

緑内障
薬の8割は緑内障によくない。血輪湿阻。

晴明・行間・環晴・頬車・下関・曲池３穴（最も眼圧を下げる）
頭痛……頭維・太谿
不眠……神門・内関
高眼圧……陽白・水泉

白内障

高齢者。光がまぶしく感じる。水輪湿阻。

晴明・球後・健明・承泣・合谷・足三里・肝兪・腎兪・脾兪・光明・耳鍼

視神経萎縮

目の周囲は代用穴や電気梅花鍼で。血流促進は客主人。水輪血虚。

新明１・新明２・球後・風池・内晴明・瞳子髎・翳明・攢竹・光明
明がつくのは視神経に、光がつくのは網膜に、手にもトリガーがある。
眼疾患の遠隔点……晴明 ── 至陰、攢竹 ── 足通谷、魚腰 ── 養老、絲竹空 ── 関衝、太
陽 ── 光明・合谷、健明 ── 厲兌、承泣 ── 厲兌、球後 ── 厲兌・俠谿、瞳子髎 ── 光明・
合谷・俠谿、四白 ── 内庭

慢性副鼻腔炎

アレルギー性鼻炎。寒と熱がある。

迎香・印堂・百会・合谷・風池・上星・尺沢・列缺・通天・攢竹

無臭症

パーキンソン病の初期で受診することが多い。湿阻阻肺。

足三里・三陰交・迎香・禾髎・合谷・夾鼻通

感音性耳鳴り

腎経にも出てきたが。首周六合点診断。腎精不足。

基本穴　耳門・聴宮・聴会・翳風・瘈脈・百会・合谷・中渚・外関・足臨泣・耳鼻科点
１：老人性耳鳴り（腎精不足）……腎兪・聴会・足三里・太谿・合谷・瘈脈
２：耳鳴り（肝陽上亢）……腎兪・太谿・関元・俠谿・耳門・行間・翳風・聴会・不眠・完骨
３：三焦経耳鳴り……俠谿・中渚・瘈脈・耳門・聴会・耳鼻科点

声帯萎縮

声帯振盪にも。腎気不固。

人迎・水突・廉泉・扶突・合谷・豊隆・照海・外金津・外玉液

顎関節症

割合に多い。首周六合点診断。

　　下関・嚼中・聴宮・通里・太陽・足三里・合谷

レイノー病

抗リン脂質抗体症候群。膠原病。心包弁証。

　　　極泉・臂中・陽池・三陰交
　　心包気虚……関元・足三里
　　心包気鬱……太衝・合谷
　　心包寒凝……八邪穴・合谷・内関

認知症

決定的な治療はない。試行錯誤の状態である。

　　実証　痰濁阻竅……内関・三陰交
　　　　　痰阻脳絡……三陰交・膈兪
　　三焦鍼法　後藤学園方式
　　　　　　　膻中：横刺5分（捻転補法）
　　　　　　　中脘：直刺2寸（捻転補法）
　　　　　　　気海：直刺1寸5分（捻転補法）
　　　　　　　外関（両）：直刺5分（平補平瀉）
　　　　　　　足三里（両）：直刺1寸（捻転補法）
　　　　　　　血海（両）：直刺1寸（平補平瀉）
　　虚証　肝鬱血虚……太衝・三陰交・頭皮鍼
　　　　　心脾両虚……内関・公孫・頭皮鍼
　　　　　肝腎陰虚……太谿・太衝・頭皮鍼
　　　　　腎精不足……然谷・陰陵泉・頭皮鍼（山元式脳幹点。kiiko スタイル）
　　　　　心気衰退……神門・鬼眼・百会・膻中・列欠・足三里・頭皮鍼
　　　　　なぜか心臓手術の後に多い。頭皮鍼パルスが有効との報告も。脳梗塞や脳萎縮では抗
　　　　　凝固剤を内服しているので注意。水頭症や慢性硬膜下血腫は手術適応。

これらは代表経穴であるが実際の診療ではこれらの混合型や他の弁証もあるので注意。

帯状疱疹後神経痛

必ず虚証がある。蛇串瘡という。

　　腎経虚証……腎陽虚、腎陰虚
　　肝経虚証……肝鬱気滞、寒滞肝脈
　　脾経虚証……寒湿困脾、脾陽虚
　　局所治療は REPP（反応良導）点を用いる。電気梅花鍼が役に立つ。

経外奇穴

[1] 覚えておきたい経外奇穴（主に局所治療に用いる）

拳尖：手の第3中手骨MP関節上……疣贅

正光1：眼窩上縁外側から3/4……眼科疾患

正光2：眼窩上縁外側から1/4……眼科疾患（電気梅花鍼）

翳明：耳の後ろ乳様突起の下の凹部……近視穴

子戸：関元穴の右2寸……不妊、四条流灸と一致

子宮：中極の外方3寸……子宮筋腫

胞門：関元穴の左2寸……不妊

関元兪：第5腰椎棘突起下の横1.5寸……子宮筋腫

維宮：維道の下2寸……子宮下垂

維胞：維道の下1寸……子宮下垂

環上：尾底骨から大転子をつなぐ線上で上2寸が環中穴、その外方0.5寸……子宮下垂膣

耳鼻科点（副神経点）：完骨と風池の中点……耳鳴り

　顱顖は腎性難聴、聴会は蝉鳴、聴宮は耳閉、耳門・翳風・脳空は耳鳴と難聴、肩貞は耳聾

嚼中：下関と頬車をつなぐ中点……顎関節症

新明1：翳風の前上方0.5寸……視神経萎縮（電気梅花鍼）

新明2：眉尻の上1寸、外側0.5寸の陥凹……視神経萎縮

夾鼻通：鼻唇溝の上端、鼻骨下の凹部……萎縮性鼻炎

肛周穴：肛門周囲の上下左右の0.5寸……排尿障害

前立腺穴：会陰と肛門の中点……前立腺肥大

健明：晴明穴の上0.5寸……色覚異常

環晴：上腕三角筋下縁の前縁、臂臑の前0.5寸……緑内障

夜尿点：小指第2関節の腹側中点……夜尿

胛縫：肩甲骨内側の圧痛点……頚椎症

背縫：肩甲骨内側の下1/3……虚熱

四透：前頂と後頂および左右の絡却穴の4穴……小児麻痺

四強：膝蓋骨上縁中点の上4.5寸……小児麻痺

四花穴：左右の膈兪と胆兪……ストレス反応

結核点：大椎の傍ら3.5寸……リンパ腫脹

唖1-4：唖1（第2・3頚椎棘突起の間）、唖2（第3・4頚椎棘突起の間）、唖3（唖2の横0.5寸）、唖4（第6・7頚椎の棘突起の間）……頚椎症、痙性斜頚

牽正：耳垂の前方0.5寸……顔面神経麻痺

生髪：風池と風府を結ぶ線の中点……脱毛

防老：百会のうしろ1寸……脱毛

健脳：風池の下5分……脱毛

侠下：上腕二頭筋の外側縁の下1/3……白斑

癜風：中指の末節で指の腹側下縁……白斑

石子頭：太淵の上３寸……肝炎

肝炎点：耳鍼、子宮点のやや外上方……肝炎治療

肋縁：鎖骨中点と肋骨縁の交点から0.5寸下……白血球減少

百労：大椎の上２寸から外側の１寸……虚熱

血圧点：第６・７頚椎棘突起の間で外側２寸……高血圧

断面九鍼穴：損傷した椎骨平面より上一つの棘突起と下方は腰椎５の棘突起、中は中点とそれぞれの夾脊

肺熱点：第３胸椎傍ら0.5寸……慢性気管支炎

胃上：中脘の傍ら４寸……胃下垂

提胃：下脘の傍ら４寸……胃下垂

心臓点：少海穴の下５寸……心臓弁膜症

百虫窩：血海の上0.5寸……掻痒、もとは寄生虫の経験穴

治痒穴：肩髃……掻痒

肩痛点：肩甲骨外側下から１/３……肩関節周囲炎

不整脈点：少海内側５分……不整脈、動悸に

腰奇：仙骨第２棘突起の下部……てんかんの特効穴

精宮：第２腰椎下傍ら３寸……遺精、睾丸疾患

回奶三穴：第４・５・６胸椎棘突起中央……乳汁停止（横刺）

上仙点：腰仙部中央……分娩時和痛（皮内鍼）、生理不順

絶孕：下腹部正中線石門と関元の中点……陣痛誘発、排卵促進

足心：足底部中央、湧泉の下方１寸……不正出血

大陰蹻：内果の下のへこみ……月経痛

提托：下腹部臍下３寸で左右４寸（帰髎ともいう）……月経痛、生理不順

髎髎：膝関節内側、陰陵泉上３寸……月経痛、不正出血

下１穴：足内果上３寸腱内側縁……月経困難症、帯下（横刺）

泌尿器科点：坐骨と尾骨を結ぶ線の下１/３……勃起異常、精液異常

前立腺穴：会陰と肛門の中点……前立腺肥大

臂中：手関節横紋中点と肘関節横紋中点を結ぶ線の中点……レイノー

陽菱穴：臍（神闕）から恥骨結合（曲骨）を結ぶ線の上１/３・中１/３・下１/３と中の傍ら１寸

裏合谷（深谷流）：魚際の内側５分……精力減退

十七椎下：第５腰椎と仙骨の間……腰痛、婦人科疾患

痞根：第１腰椎棘突起傍ら3.5寸……消化器・婦人科・アレルギーなどと腹部の腫瘍

中泉：陽谿と陽池の間……白内障（灸）

虎口：合谷内側５分……頭痛、心痛（灸）

鳩杞：仙骨第２棘の上……不正出血

経中：陰交と石門の中央、乳頭線の交点……生理不順

血府：第２腰椎棘突起の左右４寸……貧血、腰痛

腸遺：任脈上で臍下４寸左右2.5寸……生理不順

腹瀉点：臍下0.5寸……下痢

新設：頚椎５/６の傍ら0.5寸……頚椎神経根症

新新設：頚椎６/７の傍ら0.5寸……頚椎神経根症

１重穴：外果上３寸前方１寸……三叉神経痛

２重穴：外果上３寸前方２寸……三叉神経痛

脳３針：脳戸（風府上1.5寸）、脳空（風池上1.5寸）……パーキンソン病、認知症

顳３穴：耳尖上1.5cm、さらに1.5cm、耳上部後ろ２cm……小児脳性麻痺

智３針：神庭穴と傍ら３寸……認知症、ADHD、小児知的障害

四神針：百会左右１寸（四神総）から百会左右前後1.5寸……頭痛、認知症

治脳４穴：治脳（頚部２・３棘突起間）、強脳（頚部３・４棘突起間）、益脳（頚部４・５棘突起間）、一光（頚部５・６棘突起間）……てんかん、知的障害

百脳：百会と顖会……脳血管障害

頚中２穴：頚中（風池と翳明の中点下２寸）、翳明下（翳明下２寸）……半身不随

舌３針：外金津、外玉液、その中点……言語不随、舌振盪

難言：廉泉、金津、玉液、風府……脳卒中言語不随

廉泉３穴：廉泉、上廉泉（上１寸）、新廉泉（甲状軟骨下）……嚥下困難

１団：下関、頬車、地倉、四白……顔面神経麻痺

３承漿：承漿、挟承漿（傍ら１寸）……顔面神経麻痺、口内炎、歯槽膿漏

斉陽白：陽白、陽白内外１寸……顔面神経麻痺

斉観髎下：観髎下0.5寸、左右１寸……顔面神経麻痺

牽正２穴：牽正、中牽正（頬車と地倉の中点）……顔面神経麻痺

額３針：神庭、上傍神庭（神庭上１寸傍ら１寸）……不眠

安眠：安眠１（乳突前0.5寸）、安眠２（風池と翳明の中点）……不眠

頭３角：内眼角上前髪際と正三角形の頂点……不安神経

回髪５所：頭頂と前後左右４穴……脱毛

眼３針：眼１（内眼角上0.2寸）、眼２（目下0.7寸）、眼３（外眼角傍0.1寸上0.1寸）……視神経萎縮、黄斑変性、白内障、網膜色素変性症

翳明下３穴：翳明、後翳明（翳明後0.5寸）、聴通（翳明後１寸）……耳鳴

３星穴：上伴星（上星左右３寸）……鼻炎、頭痛

香風：迎香、風池……失臭

鼻３穴：印堂、迎香、鼻通……アレルギー性鼻炎

開鼻竅：迎香、上星、五処（曲差上0.5寸）、禾髎……鼻閉、失臭

項背３針：定喘、大椎……感冒、咳嗽

定喘４穴：外定喘（定喘傍１寸）、喘息（第７棘突起傍２寸）、外定喘（2.5寸）……喘息

大椎４花：胸椎２下左右0.6寸、上下0.6寸……百日咳

八曜：大椎上下左右１寸、斜め外方Ｉ寸……妊娠悪阻

４花患門（灸）：胸椎５・７・10、棘突起下1.5寸……慢性肺疾患、虚弱体質

５花針（灸）：心兪、膈兪、霊台……慢性肺疾患、肋間痛

斉天宗：天宗、天宗外0.5寸上下0.5寸……頭痛、肩痛

飛翔：上飛翔（２胸椎外２寸）、翔根（５胸椎外３寸）、下飛翔（７胸椎外４寸）……肩甲骨痛、胃痛、食道炎、胆嚢炎

上字灸：命門、十五椎（３腰椎）、華佗夾脊（４腰椎傍0.5寸）……腰陽関、腰痛、下肢麻痺

奇腰３針：３腰椎から５腰椎の傍0.5寸……坐骨神経痛

臀骼３針：秩辺、環跳、骼尾点（後上腸骨棘から尾骨先端の中央）……坐骨神経痛

医難：２・４・６・８・10・12胸椎と２・４腰椎傍0.3寸……麻痺

升胃：升胃１・２・３・４（各臍左0.5寸・１寸・1.5寸・２寸）……胃下垂

腹上３針：胃上（臍上２寸傍４寸）、中脘……胃下垂

胃３関：不容、天枢、鳩尾、神闕……奔豚気

卒腹痛（灸）：臍上下左右0.5寸……卒腹痛

臍３針：天枢、止瀉（臍下2.5寸）……下痢

表４霊（灸）：滑肉門、大巨……腸炎

腹４穴：臍上下左右1.5寸……下痢、腸虚弱

下腹３角：関元、帰来……月経困難症、帯下、頻尿

腹下３針：子宮、中極……月経困難症、帯下、頻尿

上中極３角：中極、気穴（臍下３寸傍0.5寸）……頻尿

下中極３角：中極、横骨……頻尿

倒八針：天枢、外陵、大巨、水道……尿閉

疝気穴（灸）：神闕、0.5寸、二等辺三角型……疝気、不妊、奔豚気

肝神（灸）：右肋骨下剣状突起より0.5寸1.5寸2.5寸……内耳性めまい

延寿：関元、気海、中脘、命関（乳頭直下中脘部）……加齢

陰石：陰交、石関……不育症

梅花３針：炉宮（臍下1.5寸傍2.6寸）、関元……不妊症、卵巣嚢腫

裏４霊（灸）：膏肓、裏期門（乳頭直下６肋間内側0.5寸）……羸痩

虚労：膈兪、胆兪、気海、長強……慢性疲労

四神：命門、天枢、気海、関元……脾腎陽虚

陽３針：関元、気海、腎兪……陽萎、不育

止帯：命門、神闕、中極……寒冷型帯下

肝命：肝兪、命門……色素変性症、緑内障

新肩３針：肩髃直上0.5寸、肩髎左右２寸……凍結肩

窓会：天窓、顬会……眼球突出

三池：曲池、曲池上下点（１寸）……鼻炎、上腕腱鞘炎

閃挫：挫閃（上腕円回外筋付着部）、捻挫（挫閃下1.5寸）、捻傷（捻挫内側１寸）……筋挫傷

手３関：中関（手背皺上１寸）、尺関、橈関（傍１寸）……指の痛み、ふるえ

２白：手掌皺上４寸……痔瘻、脱肛

手４白：手掌示指と中指の間上３寸下３寸……脱肛、頻尿

定悸：内関、陰郄、郄門……動悸

手智３針：内関、神門、労宮……小児知的障害、ADHD

扶関：扶突、内関……しゃっくり

清咽：少商、内関、合谷……咽頭痛

清口：労宮、合谷、大陵……口臭

威霊・精霊（腰腿点）：威霊（２・３骨中点）、精霊（４・５骨中点）……急性腰痛

上八邪：八邪穴上0.5寸、大都、中都、下都、上都……頭痛、手指痛

上邪：八邪上１寸……手指麻痺、しびれ、疼痛

大骨空・小骨空：大骨空（母指IP中点）、小骨空（小指DIP中点）……目のびらん

健理３針：手掌３・４掌骨と掌皺の中点下１寸、左右0.5寸……胃痛、頭痛、動悸

四縫：手掌２・３・４・５指DIP中点……小児疳、百日咳

腿３針：秩辺、居髎、環跳……坐骨神経痛

股３針：髀関、陰市、風市……外側大腿神経痛

腿風：環跳、居髎、委中……外側大腿神経痛

風市４穴：風市、風市上（風市上５寸）、上風市（２寸）、前風市（２寸）……下肢麻痺

陽関３穴：膝陽関、上陽関（１寸）、後陽関（１寸）……膝痛

寛骨：梁丘左右1.5寸……股関節痛、膝痛

３膝穴：犢鼻、内膝眼、膝下（膝蓋骨下縁）……膝痛

鶴膝３穴：鶴頂（膝蓋骨直上）、膝上（左右１寸）……膝痛

足３合：足三里、上巨虚、下巨虚……胃腸疾患、下痢

営池４穴（灸）：内果下縁陥凹前後……月経過多

陰痒：蠡溝、太衝……陰部掻痒

蘭門：曲泉上下３寸……疝気、奔豚気

解痙：解痙１、解痙２（委中内外側0.5寸）……外傷性麻痺

転筋：承山、内果尖……こむらがえり

糾内翻：一穴（足三里外側1.5寸）、另１穴（絶骨上1.5寸）……内反足

足踝上：内果上４寸、外果上４寸……乳児食欲不振

瘰癧灸（灸）：外果上３寸、上下0.5寸……慢性リンパ節炎

海敦：照海、太敦……肝気鬱結

厲兌：行間、内庭……虚証の浮腫、眼疾患

癌根（灸）：癌根１、癌根２（土踏まず上下）……消化器癌、白血病

前後隠珠（灸）：湧泉上下0.5寸……下肢麻痺、動悸、頭痛

足智３針：湧泉、左泉、右泉（湧泉と踵を結ぶ中点の左右１寸）……小児知的障害

脂３針：内関、足三里、三陰交……高脂血症、動脈硬化

海海谷：血海、照海、合谷……嗜眠

四関穴：合谷、太衝……疼痛症、興奮性心身症

祛痒：血海、三陰交、曲池、合谷、太衝、風市……皮膚掻痒

多汗：合谷、復溜……多汗症

関照：照海、外関……胎盤不下

解毒：曲池、合谷、足三里、行間……膿瘍

手足髄孔：陽谷、崑崙……四肢麻痺

回陽九針穴：唖門、中脘、環跳、合谷、労宮、足三里、三陰交、太谿、湧泉……ショック

中風七穴：百会、風池、大椎、肩井、間使、曲池、足三里……脳血管障害

啓語：廉泉、合谷、唖門、内関、通里……言語障害

前額：印堂、陽白、合谷、内庭……前額部痛

偏頭痛：太陽、率谷、中渚、足臨泣……片頭痛

後頭痛：風池、天柱、後谿、束骨……後頭痛

寒頭痛：合谷、攅竹、太陽……瘡寒頭痛

止暈：百会、太陽、太衝、風池……頭暈

眼明：晴明、光明、合谷……眼疾患

目痛：印堂、攅竹、絲竹空、太陽、行間……炎症性眼疾患

肝澤：肝兪、少沢……翼状片

流涎：人中、頬車、合谷、地倉……流涎

九針穴：少商、人中、中商（母指爪下中央）、老商（母指爪下内側）、人中心（中指 DIP と PIP

の中点)……インフルエンザ

項強：大椎、天柱、後谿、崑崙……頸部痛

後風：後谿、風池……寝違え

退熱：大椎、曲池、合谷……発熱

使労：間使、百労……下痢

気管炎十九術：廉泉、天突、人迎、水突、気舎、定喘、膻中、鳩尾、太淵、偏歴、缺盆、大椎
……気管支喘息

五労：足三里、膏肓……五労による羸痩

交泰：心兪、腎兪、神門、三陰交……心腎不交

寬心：心兪、内関、神門……心胆気虚

天地人三才：百会、湧泉、璇璣……ヒステリー、月経困難症、子宮下垂

梅核気：天突、内関、膻中、照海……梅核気

十三鬼穴：人中（鬼宮）、少商（鬼候）、隠白（鬼塁）、大陵（鬼心）、申脈（鬼路）、風府（鬼枕）、頬車（鬼床）、承漿（鬼市）、労宮（鬼窟）、上星（鬼堂）、男会陰女玉門（鬼蔵）、曲池（鬼腿）、湧泉（鬼封）……精神疾患

治肝十七術：巨闕、中脘、下脘、梁門、肓兪（臍傍0.5寸）、商曲（臍上2寸傍0.5寸）、陰都（臍上4寸傍0.5寸）、幽門（臍上6寸傍0.5寸）、治肝（右肋骨下2分）……肝硬変

胆痛：胆兪、胆嚢穴、太衝、日月、陽陵泉……胆嚢痛

肛門痛：孔最、二白……肛門痛

浮腫九霊術：関元、中極、水分、水道、三陰交、行間……浮腫

頻尿：中極、大赫、曲泉……頻尿

狐疝：照海、陰交、曲泉……陰嚢水腫

 # 鍼灸大成

最後に読んでおきたい『鍼灸大成』の抜粋である。

▫ 五運主病歌

諸風棹眩乃肝木、痛痒瘡瘍心火属、湿腫満本脾土経、気噴鬱痿肺金伏、寒之収引腎水多、五運主病枢要目。

▫ 馬丹陽天星十二穴治雑病歌

足三里　通心腹脹　治胃中寒　腹鳴泄瀉　下腿膝筋萎　傷寒虚損羸痩

内庭　四肢厥冷　膨疹咽頭痛　歯痛　下痢不食

曲池　肘痛　手関節麻痺　咽頭閉塞　全身風膨疹

合谷　頭痛顔面浮腫　鼻血　口噤不開

委中　腰痛脊柱痛　膝不屈

承山　腰痛　痔疾　下肢浮腫　転筋　霍乱

太衝　両足不歩　七疝　眼目朦朧

崑崙　転筋　喘息心痛　歩行不可

環跳　腰痛神経痛　冷湿痹　転筋
陽陵泉　下腿麻痺　足不挙上　坐骨神経痛
通里　音声不出　動悸　四肢倦怠　顔面紅潮
列缺　片頭痛　全身風庫　口不開　痰涎

□四総穴歌
吐腹三里に留め腰脊委中に求む頭頸列缺に尋ね面口合谷に収む

□肘後歌
頭面疾患至陰　腿脚疾患風府　心胸疾患少府瀉　臍腹疾患曲泉鍼。
　肩背諸疾中渚、腰膝強痛交信、肋腿後谿、股膝腫脹太衝瀉。頂心頭痛眼不開湧泉。鶴膝腫不歩尺沢、曲池。五痔熱作承山、喘息豊隆。狂言盗汗間使。骨寒髄冷霊道。虐疾寒熱間使透支溝、大椎灸七壮。連日継続金門。寒多熱少復溜、熱多寒少間使。寒熱未収歯関風難列缺。傷寒四肢厥冷復溜。寒即絶骨、百会傷寒最難医、口禁目合合谷。口傷地倉、中脘回陽胃気、傷寒結胸両目黄汗湧泉、傷寒痞結胸脇期門。不汗合谷瀉、自汗復溜。熱血流入心肺少商、中満陰包。打撲傷先外傷後承山。腰腿疼痛十年大都。脚膝痛不休崑崙。風庫萎厥大杼、曲泉。両足難伸飛虎。腰軟得根委中。

□回陽九鍼穴歌
唖門　労宮　三陰交　湧泉　太谿　中脘　環跳　足三里　合谷

□行針指要歌
針風風府百会　針水水分臍上辺　針結大腸兪　針労膏肓百労　針虚気海丹田委中　針気中　針嗽肺兪風門　針痰中脘足三里　針吐中脘気海膻中補

□百症賦
　顖会・玉枕　頭風金針。懸顱・頷厭　片頭痛。強間・豊隆難治頭痛。顔面虚浮腫　水溝・前頂。耳聾気閉　聴会・翳風　顔面虫走　迎香。耳中蟬鳴　聴会。目眩　支正・飛陽。目黄　陽綱・胆兪。攣睛　少沢・肝兪。涙出　臨泣・頭維。目中漠漠　攅竹・三間。目覚矇矓
　養老・天柱。雀目　晴明・行間。傷寒頸強　温溜・期門。舌下腫疼　廉泉・中衝。鼻血　天府・合谷。歯痛　耳門・絲竹空。顔面麻痺　頬車・地倉。咽頭痛　液門・魚際。転筋　金門・丘墟。顎痛口噤　少商・曲沢。鼻無臭　通天。口乾燥　復溜。舌脱不語　唖門・関衝。失音　天鼎・間使。唇曲斜　太衝。歯痛　承漿。頸部痛悪風　束骨・天柱。熱病汗不出　大都・経渠。
　両肩痛麻痺　少海・手三里。半身不随　陽陵・曲池。胸中苦悶　建里・内関。心下残　聴宮・脾兪。久胸肋痛　気戸・華蓋。腹内腸鳴　下脘・陥谷。胸脇支満　章門・不容。膈疼飲蓄　膻中・巨闕。胸満吃逆　中府・意舎。胸膈停留瘀血　腎兪・巨髎。胸満頸強　神蔵・璇璣。背中腰痛　白環・委中。背中強　水道・筋縮。目瞤　観髎・大迎。痙病嘆息　臍風・然谷。腋腫　委陽・天池。腿疼　後谿・環跳。多夢不眠　厲兌・隠白。発狂奔走　上脘・神門。動悸怔忡　陽交・解谿。反張悲哭　天衝・大横。癲癇　神柱・本神。発熱　少衝・曲池。時々多熱　陶道・肺兪。風痛常発　神道・心兪。湿寒湿熱　下髎。厥寒厥熱　湧泉。寒慄悪寒　二間・陰郄。煩心嘔吐　幽門・玉堂。消渇腎渇　陰陵・水分。瘰癧　魄戸・膏肓。中邪霍乱　陰谷・三里。治黄疸後谿・労宮。倦語嗜眠　通里・太鐘。咳嗽　肺兪・天突。小便赤瀝　兌端・太陽経。腸風下血

三陰・気海。

　五淋久積　膏兪・横骨。盗汗　陰郄・後谿。脾虚不穀　脾兪・膀胱兪。胃冷難化　魂門・胃兪。鼻血　齗交・浮白。寒疝　太敦・照海。傷瘰瘡　五里・臂臑。痒疾疼多　至陰・屋翳。消癉肩髃・陽谿。

　婦人経事異常　地機・血海。少気漏血　交信・合陽。帯下産漏　衝門・気衝。月潮不調　天枢・水泉。乳癰　肩井。痔瘤　商丘。脱肛　百会。無子　陰交・石関。積痢　中脘・外丘。寒虐商陽・太谿。痃癖　衝門・血海。

▫ 評幽賦
一針二灸三服薬

　実則瀉之　虚則補之、必先定其血脈、而後調之。

　病有沈浮　刺有浅深。陽気経浮、肌肉瘦薄　血気未盛宜刺之浅。春刺十二井、夏刺十二栄、季刺夏十二兪、秋刺十二経、冬刺十二合。理見子午流注。五臓為陰、六腑為陽。背固為陽、陽中陽心也、陽中陰肺也。腹固為陰、陰中陰腎也、陰中陽肝也、陰中至陰脾也。

　脈之衰弱者、其気多虚。為痒為麻。脈之盛大者、其血多実、為腫為痛。虚則補其母、実則瀉其子也。若心病、虚則補肝木、実則瀉脾土。仮心之虚者、取本経少衝以補之、少衝者井木也。仮心之実者、取神門以瀉之、神門者兪土穴。

▫ 席弘賦
　乳痛　太淵　列缺。　頭痛　列缺　太淵。耳聾　聴会　迎香。喉風　天突。虚喘　足三里。手肩背痛　合谷　太衝。両手麻痺　曲池　合谷。心疼頸震　少海　陰市。傷寒耳聾　金門　聴会。肘痛　尺沢　太淵。食癖　手足三里。癲癇　鳩尾　湧泉。胃中有積　璇璣　三里。心痛満　陰陵泉　承山。小腸気痛　大杼　長強。腰痛脚膝腫　委中　至陰。気滞腰痛不立　横骨　大都。五淋　気海　足三里。傷寒六日未汗　期門　乳根。耳蟬鳴腰折　足三里　五会。目未効　晴明　合谷　光明。癲癇　人中　十三鬼穴。水腫　水分　気海　皮内随針。冷嗽　先合谷補　後三陰交瀉。歯痛腰痛　二間　陽谿　更三間　腎兪。肩背風労　肩井　三里。膝疼痛　陽陵泉焼針。腰痛攣急　委中。脚痛膝腫　三里　絶骨　二陵　三陰交　太衝　指麻痺自治。転筋目眩　魚際　承山崑崙。肚疼　公孫　内関。冷風冷痺　環跳　腰間　焼針。傷寒百病　風府　風池。陽明病　風府　嘔吐　上脘。婦人心痛　心兪。男子痃癖　三里。小便不禁　関元。大便閉瀝　太敦。臁骨腿痛三里瀉。気滞便離　復溜。膀胱気未散　風府　浅深工夫　更三里。七疝小腹痛　照海　陰交　曲泉。無効　気海　関元。小腸気痛　臍　陰交。中玄　湧泉。小児脱肛　百会　鳩尾。傷寒肩背痛　中渚。肩上痛続　手三里　得気得不留。腰股痛　三里　一瀉三補。気上吃逆　気海灸。

▫ 玉竜賦
　中風　頂門　百会。脚気　三里　絶骨　三陰交。頭風鼻淵　上星。耳聾頤腫　聴会。治目疼頭痛　攢竹　頭維。咳嗽痰喉　乳根　兪府。躯腿乏力　風市　陰市。膝腫　陰陵　陽陵。二白　痔漏。間使　下痢。太敦　去疝気。膏肓　補虚労。天井　瘰癧糠疹。神門　呆痴笑。

　咳嗽風痰　太淵　列缺。羸瘦喘息　璇璣　気海。堅痃疝気　期門　太敦。心悶瘡瘍　労宮　大陵。心悸虚煩　三里　時疫後谿。脚気　絶骨　三里　陰交。目症　晴明　太陽　魚際。老人便多　命門　腎兪。婦人乳腫　少沢　太陽。身柱　蠲嗽除脊痛。至陽　黄疸神疲。長強　承山　痔最妙。豊隆　肺兪　痰嗽。風門　寒邪嗽。天枢　脾虚泄危。風池　絶骨　枢倭。人中　曲池　痿枢。期門　傷寒未解。鳩尾　癲癇。陰交　水分　三里　虫脹。商丘　解谿　丘墟　脚痛。尺沢

筋急　腕骨　手腕痛。肩脊痛　五枢　背縫。肘攣　尺沢　曲池。風湿伝肩　肩髃。擁熱三焦　関衝。手背紅腫　中渚　液門。脾虚黄疸　腕骨　中脘。傷寒無汗　復溜。傷寒有汗　合谷。

　気逆　三里。六脈沈匿　復溜。大便秘　内庭　臨泣。喘息　天突　膻中。口歪　地倉　頬車。鼻閉　迎香。肩手痛　肩井。歯痛　二間。翻胃　中魁。虚汗　百労。心悸　通里。眼糜爛　大小骨空。左右太陽　目翳。心兪　腎兪　腎虚多夢。人中　委中　腰脊痛。太谿　崑崙　申脈　足腫。湧泉　関元　豊隆　戸労。印堂　驚蓄　神庭　頭風。大陵　人中　頻瀉口気。帯脈　関元　腎敗。腿脚痛　髖骨　膝関　膝眼。行歩不　三里　中封　太衝　内関　照海　医腹疾。迎香　鼻内　眼熱。肚腹秘結　大陵　外関　支溝。腿風湿痛　居陵　環跳　委中。九種心痛　上脘　中脘。赤帯白帯　中極。心虚熱擁　少衝。眼昏血溢　肝兪。

水嶋クリニック症例検討会

【水嶋クリニック　症例検討会より】

1 63歳男性：急性腰痛症（ぎっくり腰）

研修鍼灸師A：えー、63歳の男性です。3年前から高血圧にて内服中ですが一昨日庭の植木鉢を持ち上げようとして急に腰痛を発症しました。痛みは腰部に限定して下肢のしびれはありません。特に既往歴も家族歴もなくまた内服中の薬は高血圧のみです。

水嶋M：はい、年齢から言って腎経でしょうかまだ肝経でしょうか、脈差診はいかがでしたか。

A：まず脈差診で心が強く触れたのですが腎もしっかり触れていました。肝は浮取では弦脈で按ずると消えていきました。

M：そうですね、腎経の虚証でなおかつ腎がしっかり触れるということは下焦に湿阻があるか、膀胱の気化不足ですね。夜間頻尿はありましたか？

A：いいえ。

M：では腎経の虚ではないようです。肝経の虚証と考えるのが妥当でしょう。肝経虚証にしては心の脈が強いですね。

A：心の脈は強いですが按取では消失します。また肺も脾も同様に浮取では強く感じますが按では消失します。

M：そのとおり、強い痛みの場合には全体の脈が滑・弦になることがあります。この場合には沈取〜按取で判断するとよいと思います。実証の場合もそうですね。脈状は浮取〜中取で判断しましょう。この症例では肝経虚証と考えていいでしょう。では寒か熱はいかがでしょう。

A：冷えを訴えていましたので寒だと思います。

M：そのとおり、では肝虚寒証と考え経穴はどこをとりますか、寒の伝搬はありますか、また実証の部分はありますか。

A：肝虚寒証で69難から曲泉・陰谷・太谿・太衝・三陰交を捻転補法で選択し、心経に実証があるので75難から太白・神門を平補平瀉で選択します。

M：これで副交感神経の刺激ができますが、ほかの治療者にもわかるように中医弁証もたてましょう。今度は脈状診ではいかがでしたか。

A：全体に滑脈ですが、特に肝が弦になっています。

M：そうですね、では肝気鬱結か肝陽上亢か、胆気陽亢かこれは腹診でわかりますね。

A：腹部は中等度で左に胸脇苦満と腹直筋の緊張があります。

M：そうですね。では腎陰不足・胆気陽亢と考えるのが妥当でしょう。また胸脇苦満と胆気陽亢に対する経穴が玄癖としてまとめられています。交感神経を鎮める経穴ですね。膵兪夾脊と胆兪夾脊ですね。これは局所治療に際し一緒に治療しましょう。

　　まず副交感神経の刺激をしましょう。必ず脈診で平脈になったことを確認してください。次いで疼痛の局所とトリガーポイントを探しましょう。この疼痛は筋原性ですか神経原性ですか。

A：筋肉がはっていて、神経分布に沿っていないので筋原性だと思います。

M：そうですね、筋原性ならどの筋が責任筋か調べましょう。次いでトリガーを調べるには脾と肝の沈取で左右を比較してください。

A：筋肉は脊柱起立筋だと思います。また肝が脾に比べてしっかり残ります。

M：そうですね。では局所は腎兪・大腸兪・腰兪・腰宜に加え先ほどの膵兪夾脊と胆兪夾脊トリガーは上にありますので上腰宜のあたりでしょう。もし神経原性なら手の腰腿点で運動鍼が必要です。

　▪まとめ　63歳男性：急性腰痛症（筋原性腰痛）

　証：肝虚寒証・腎陰不足・胆気陽亢

　先補・副交感刺激：曲泉・陰谷・太谿・太衝・三陰交（浅刺）・太白・神門（平補平瀉）

　後瀉・交感刺激：腎兪・大腸兪・腰兪・腰宜・膵兪夾脊・胆兪夾脊・トリガー上腰宜（瀉法パルス）

② 70歳女性：頑固な肩こり

鍼灸師B：この方は二十年来の肩こりで来院されました。マッサージや鍼灸治療を受けるもその時だけで次の日にはもとに戻ってしまうとのこと。高血圧と高脂血症で内服中とのこと。

M：はい、まずいつものように脈差診で経絡診断をしてから脈状診で中医診断をしましょう。なぜ鍼灸効果が短期的なのか、これは副交感神経の刺激がたりないことと筋膜リリースをしていないためでしょう。

B：脈差診では年齢からも腎経虚証と診断しました。また冷えがあり高血圧もあるため腎陽虚に肝陽上亢・脾虚湿盛と判断しました。

M：そのとおり。肝と脾の脈は按取した時には肝は指の両脇に脈が逃げますが、脾は指の下が触れなくなります。この場合には肝脈を按じると触れなくなりますね。また肥満傾向が強いため脾虚湿盛はそのとおりです。加えて肺の脈が滑脈なのはどうしてでしょう。

B：脾湿が陽明経と太陽膀胱経に伝搬しているためと考えます。そのため肩に強いコリを起こしていると思います。

M：そのとおり、では腎陽虚・肝陽上亢・脾虚湿盛に対応する経穴はどこでしょうか。

B：兪原配穴を基本に穴位作用を考えて照海・腎兪・志室・足三里・三陰交（捻転補法）・陽輔・陰陵泉（平補平瀉）です。

M：よくできました。足三里や三陰交はなぜとるのでしょう。

B：先天の気を上げるには後天の気からという原則と血は気の母という原則からです。

M：はい、続いて局所の取穴とトリガーを考えてみましょう。まず筋原性ですか、神経原性です

か？

B：えー、筋肉がこっているので筋原性と考えます。

M：そのとおり、これは頚椎では C$_{5/6}$ に変性を認めますが、症状としては筋原性でしょう。頚椎症には神経原性の神経根型に血流不全の椎骨動脈型、自律神経失調の交感神経型、下行抑制神経の脊髄型がありますが、この場合には筋原性と考えてください。天柱・風池などと肩外兪・肩井などの間に経穴がないという方もいますが、実は披裂筋の脊椎夾脊や大後頭直筋や僧帽筋に関係する唖穴や新設穴がありますので注意してください。

B：このケースは僧帽筋と深部頚筋群の圧痛があります。

M：はい、では脾と肝のバランスはいかがでしたか。

B：えーと、脾＞肝と考えます。

M：そうですね、沈取では脾がしっかり残ります。ですから筋原性のトリガーは局所の下に出るようです。上天柱・風池・唖３穴４穴・新設穴・肩中兪・肩井に下の心兪・膈兪が必要ですね。また上天柱や風池は虚証の方の場合には留鍼で具合が悪くなる方もいますので要注意です。単刺でひびかせてください。肩中兪・肩井など筋膜リリースの経穴はスポーツ鍼灸でやったように斉刺や合谷刺が必要ですのでやってみましょう。もし肝が強く残る場合には手の合谷や手三里にトリガーが出るかもしれませんね。

▪まとめ　70歳女性：筋原性痙性斜頚
　証：腎陽虚・肝陽上亢・脾虚湿盛
　先補：照海・腎兪・志室・足三里・三陰交・陽輔・陰陵泉
　後瀉：上天柱・風池（単刺）・唖３穴４穴・新設穴・肩中兪・肩井・心兪・膈兪

③ 63歳男性：パーキンソン病

鍼灸師C：この方は３年前から右手の震えを自覚、昨年総合病院でパーキンソン病と診断されたそうです。現在メネシット3Tを内服中ですが右手の震えがよくならないと来院されました。脈差診では腎経虚証で脈状診では肝陽上亢が認められましたが、手の震えが強く関節固縮もあるので胆気陽亢と判断しました。

M：そのとおりです。続いて腹診を調べてみましょう。

C：えーと腹診では中等度で左右に胸脇苦満があります。

M：はい、これは左右の胸脇苦満と中心部の心下痞がつづいておりこれを膈不通といいます。この場合には江部先生の経方理論より奇経に反応が出てきます。奇経はどうやって調べればよいですか。

C：奇経の郄穴を調べるのもいいですが、気口九道診でも判断できます。

M：そうですね、では気口九道診ではいかがでしたか。

C：えー、右手が寸口で外側に尺中で内側にずれています。左手は関上で内外にずれています。

M：そうですね、では右手は陰維脈、左手が帯脈にずれがあるということですね。では経穴はどこをとりますか。

C：右手は内関、左手は足臨泣を取穴します。

M：そうですね、手技はどうしますか。

C：捻転補法です。

M：腹診で関門や大巨に圧痛を認める場合には長野式鍼灸になる場合もありますので注意が必要

です。次に脾と肝の関係はいかがでしょう。

C：肝は浮取では弦脈で強いのですが按じると消えていきますので脾＞肝だと思います。

M：はい、そうすると腹診で胆気陽亢がありました、よくさわると鍼灸腹診の胆経に圧痛を認めます。つまり腎の虚熱が上昇し肝の相火の亢進を起こしているようです。頚部の小野式首周六合脈では扶突に圧痛を認めませんでしたか。

C：はい、扶突に圧痛がありました。

M：そうですね、この場合には山元式の頭皮鍼がよいようです。天牖・天容に圧痛がある場合には長野式がよいのですが。山元式の腕診をしてみてください。

C：右の合谷に圧痛があり、腕では頚椎と中脳に反応が出ていました。

M：そうですね。では耳の上部の頚椎点と側頭部の胆点・歩行点の取穴が必要ですね。山元先生は5番針で刺激をしますが、圧痛を指で押してもいいですし、いつもの1番針でも圧痛は取れます。特に抗凝固剤を飲んでいる方は太い針は要注意です。肝＞脾の場合には下行抑制系を刺激しないといけないので顔面の三叉神経の経穴、つまり攢竹・四白・観髎・頬車などを1番針や小児針で刺激します。三叉神経のすぐ後ろに下行抑制の神経が通っているのです。局所はどうしますか。

C：背部のコリがあるため心兪・膈兪・胆兪・腎兪・肩井をとりました。また右手の固縮があるため内関・外関にパルスをかけました。

M：そのとおりです。

・まとめ　63歳男性：パーキンソン病

証：腎経虚証・胆気陽亢・膈不通・肝相火亢進
先補：右内関・左足臨泣
後瀉：山元式胆点・頚椎点・歩行点・心兪・膈兪・腎兪・肩井・内関 ── 外関パルス

④ 73歳女性：変形性膝関節症

鍼灸師D：この方は1年前から膝痛があり整形外科に通っているのですが、注射をすると一時的には良くなるのですが次の日にはもう痛みが出てしまうとのことでした。高血圧で血圧の薬を飲んでいるとのことです。

M：はい、膝は三陰三陽の集まるところと言われますね。まず脈差診と脈状診はいかがでしたか。年齢と疾患からは腎経虚証が疑わしいですが。

D：はい。脈差診では浮取で心が強く触れましたが腎も沈取で強く触れました。肝が浮取で強く触れ沈取では消えましたので、腎経ではなく肝経ではないかと思いました。

M：脈状ではいかがでしたか。

D：えー、かなりしっかり血管がわかるような脈でした。

M：そう、これは革脈と言って老化にともなう動脈硬化の脈なのです。ですから特に腎の脈がしっかり触れたのです。やはり腎経虚証で肝陽上亢と考えた方がよいと思われます。

D：なるほど。では腎虚寒証ですね。69難からは経渠・復溜と75難からは経渠・中封です。

M：はいそのとおりですが、腎虚の場合には脈が上がりにくいので中医弁証で考えましょう。腎陽不振・肝陽上亢ではどこを考えますか。

D：まず兪原配穴から温補腎陽として照海・腎兪・足三里・三陰交、志室ついで潜陽平肝として陽輔をとります。

M：よくできました。もちろん捻転補法と平補平瀉ですね。ついで局所とトリガーを考えましょう。階段の上り下りはいかがでしたか。また脾と肝は沈取ではいかがでしたか。

D：階段を下りるのがつらいようです。脾＜肝でした。

M：そうですね、では膝を伸ばすのがつらいということですね。膏肓論では機穴です。また脾＞肝ではトリガーは下に出ますね。下委中か承山でしょうか。

D：はい、下委中に圧痛がありました。

M：局所は内戝・膝眼・膝上2穴に下委中ですね。最後に機穴を治療しながらAKAで運動鍼をするとよいと思われますが、膝上2穴は針の痛みを訴えることがありますのでさらに5分上の鵞足点や外側脂肪点なども役に立ちます。

　▪まとめ　73歳女性：変形性膝関節症
　証：腎経虚症・腎陽不振・肝陽上亢
　先補：照海・腎兪・足三里・三陰交・志室（捻転補法）・陽輔（平補平瀉）
　後瀉：内戝・膝眼・鵞足点・外側脂肪点・下委中、最後に機穴にてAKAで運動鍼

⑤ 35歳女性：耳鳴り

A：この方は頚肩腕症候群で治療中ですが1週間前に急に右の高い音の耳鳴りが始まりました。耳鼻科を受診したのですが特に異常はないといわれ薬も出なかったそうです。

M：急に発症した耳鳴りはウイルス感染によるものや爆音性耳鳴りなどがありますね、そのような既往はありませんでしたか。

A：はい、特に何も誘因はありませんでした。

M：そうですか、確かに鼓膜には炎症はありません、耳鼻科では喉を見ないことがありますので喉を観察しましょう。咽頭部に発赤があります、特に右側が強いです。この方は耳管狭窄による耳鳴りだったようです。では耳鳴りは腎経でしょうか三焦でしょうか。まず脈差診からはじめましょう。

A：えー、脈差診では腎経ではなく肝経虚証に三焦湿阻があります。

M：そうですね、脈差診と脈状診をいっぺんにしてしまいましたね。では先補の経穴はどこを考えますか。

A：肝虚寒証なら陰谷・曲泉・太谿・太衝ですが、耳管狭窄で咽頭部に発赤があるので長野式の扁桃処置がよいのではないかと考えます。

M：長野式では頚部、天牖・天容に圧痛があるはずですが（心の相火）いかがでしたか。

A：確かに天牖に圧痛がありました。ですから天牖・大椎・上四瀆・尺沢・曲池・照海を取穴しました。

M：すばらしい、長野式ではやはり浅刺が多いですね。次いで局所治療はいかがでしょう。

A：耳鳴りは三焦ですので侠谿・中渚と、耳閉感がありますので聴会・耳門・耳鼻科点を選択しました。

M：はいそのとおり。胆経の耳鳴りの場合に瘈脈も忘れないでください。

　▪まとめ　35歳女性：耳鳴り
　証：肝経虚証・三焦湿阻
　先補：天牖・大椎・上四瀆・尺沢・曲池・照海

後瀉：聴会・耳門・耳鼻科点

⑥ 38歳男性：網膜色素変性症

B：この方は38歳男性で5年前から網膜色素変性症と診断され、最近は外側がやや見えにくくなりまた光がまぶしいと訴えています。

M：はい、網膜電位図でもA波・B波が消失しています。眼底では全体の8割にわたって色素変性が認められます。眼科疾患は五輪学説が重要ですが、まず脈差診と脈状診ではいかがでしょう。

B：脈差診では網膜病変でもあり腎経虚証でした。脈状診では胆気陽亢が認められましたが五輪学説は網膜ですので水輪湿阻瘀血と考えました。

M：そのとおり、では先補の経穴はどこをとりますか。頭部の疾患ですので首周六合脈が必要ですね。

B：首周六合脈診では天牖に圧痛があり、長野式がよいと考えました。そこで腹部をもう一度診察したところ、左の関門と右の大巨に圧痛を認めました。肝実瘀血と考え左会陽・大腸兪・中封・尺沢・天牖を取穴しました。

M：はい、よくできました。もし天牖以外で風池なら肝・胆経、人迎なら脾・胃経、天窓なら小腸・心経、翳風なら三焦・心包経、扶突なら大腸・肺経の原穴や経穴を経絡補鍼で刺激するとよいですね。次いで脾と肝はいかがでしたか。

B：脾＞肝でした。

M：そうですね、では局所は下肢に出るようです。晴明 ── 至陰、攢竹 ── 足痛谷、健明 ── 厲兌、球后 ── 侠谿などが候補になりますね。もし上肢なら気口九道診で、もう一度脈状を見てください。今度は上下のずれをみますが寸口から心・心包・肺になりますので注意してください。

　•まとめ　38歳男性：網膜色素変性症
　　証：腎経虚証・胆気陽亢・水輪湿阻瘀血
　　先補：左会陽・大腸兪・中封・尺沢・天牖
　　後瀉：晴明・攢竹・健明・球后・至陰・足痛谷・厲兌・侠谿

⑦ 32歳女性：不妊症

B：この方は結婚5年で不妊を訴えています。婦人科では卵管通過性は異常なく女性ホルモンも卵巣年齢も異常ないそうですが、黄体ホルモンが高いといわれているそうです。

M：そうですね、E 268.0、LH 12.46、FSH 5.34、ミュラー管ホルモン5.0、膣内雑菌がおおくUSでは卵巣に多嚢胞が認められました。いわゆる多嚢胞性卵巣のタイプです。婦人科は奇恒の腑ですね、ですから胞宮診断が必要です。これは腹診が重要です。まず脈差診と脈状診はいかがでしたか。

B：はい、脈差診では腎経虚証で脈状診では肝血不足が認められました。

M：続いて腹診ではいかがでしたか。

B：腹診では下腹部正中の筋力低下と下腹部傍正中の腹直筋緊張がありやや冷えていました。

M：ということは正中の腹力は女性ホルモンに比例しまた傍正中の筋力は黄体ホルモンと排卵ホ

ルモンに比例しますね。排卵は交感神経の働きですから、この傍正中の筋力は緊張します。この方は胞宮虚寒瘀血と考えてよさそうです。ではまず先補と後瀉の経穴を考えてみてください。

B：まず先補は腎経虚証寒証ですから経渠・復溜・太谿・衝陽・陽池を考えました。さらに肝血不足に三陰交・足三里・陽輔を加えました。

M：そのとおり、婦人科疾患の場合には経絡治療と奇経治療が役に立ちます。続いて胞宮虚寒瘀血はいかがでしょう。

B：曲骨・腎兪夾脊・命門・交信・血海・関元・合谷・三陰交・大陰蹻などです。

M：そうです、お灸を使ってくださいね。全部の経穴をとるのではなく反応のよい経穴を取穴することも忘れないでください。

　▪まとめ　32歳女性：不妊症
　証：腎虚寒証・肝血不足・胞宮虚寒瘀血
　先補：経渠・復溜・太谿・衝陽・陽池
　後瀉：曲骨・腎兪夾脊・命門・交信・血海・関元・合谷・三陰交・大陰蹻

⑧ 38歳女性：胃痛

C：この方は1週間前から胃痛があり、近医に受診して胃カメラ検査を受けたのですが異常なく、胃薬をもらったのですがあまり効果がないということで受診されました。

M：はい、では脈差診と脈状診はいかがでしたか。

C：脈差診では脾経虚症で脈状診では肝が弦脈で脾が浮いていましたので（濡脈）肝胃横逆を考えました。

M：脾虚は寒でしたか熱でしたか。

C：脾虚寒証と考えました。

M：そのとおり、大陵・太白・間使ですね。腎経虚証以外は経絡治療で副交感刺激ができるのですが、この症例では内科疾患で虚証ですので中医で考えた方がよいかもしれません。これは肝気犯胃と言いますが、ではどこを取穴しますか。

C：えー、ベースに脾陽虚がありますので兪原配穴から脾兪・太白・足三里を副交感刺激に、胃痛に上脘・中脘・蘭尾穴・胆嚢穴を考えました。

M：そうですね、治則は温陽脾気・平肝止痛になりますので、副交感に太衝・間使も考えてください。おやおや経絡取穴と同じになりましたね。肝経の痛みは胆経に出て陰維脈・衝脈に伝般することもありますので陽陵泉・内関・公孫を加えてください。またこの時に上脘・中脘・下脘の違いを整理して覚えておいてください。

　▪まとめ　38歳女性：胃痛（機能性胃腸症）
　証：脾陽虚・肝気犯胃
　先補：脾兪・太白・足三里・太衝・間使
　後瀉：上脘・中脘・陽陵泉・内関・公孫・蘭尾穴

9 46歳女性：乳癌術後

D：この方は２年前に右乳癌の手術をしましたが現在抗女性ホルモン剤を内服中です。体のだるさやのぼせ、不眠を訴えています。

M：そうですね、手術はうまくいったようですが、やや中等度分化型で女性ホルモン（E2/Pg）に反応があった方です。現在抗女性ホルモン剤内服中で人工的に更年期障害のような体調になっています。まず脈差診と脈状診ではいかがでしたか。

D：えー、脈差診では腎経虚証で脈状診では肝脾不和と考えました。

M：そのとおり。腎経虚証では副交感が上がりにくいので中医弁証をたてましょう。更年期障害では肝脾不和が多いですが、虚証はどこにありましたか。

D：やはり腎陽虚だと思います。

M：では経穴はどこをとりますか。

D：兪原配穴で太谿・腎兪です。

M：まずそれが原則ですが、温陽腎精を考えれば、照海の方がいいでしょう。また後天の気を上げ、ほてりの治療を加え照海・足三里・三陰交・腎兪・合谷がよいでしょう。肩のコリを訴えていれば天柱・肩井も必要ですね。天柱・華蓋・陽陵泉などは気の上昇を抑え肩井・膏肓などは虚熱をとる作用があります。ついで癌の遺残があれば痰瘀互結がどこかにあります、また脾と肝はいかがでしたか。

D：えーと、右寸口に痰瘀互結があり脾＜肝でした。

M：そうですね、肝が按で強く触れたということは臓腑清熱点に反応があるということですね。胸椎２夾脊から下に臓腑清熱点が並びます。そう胸椎５夾脊にしこりがありますね。そこを平補平瀉で刺激しながらほてりに温溜・足三里・下巨虚・肩髃などを取穴します。もし脾＞肝なら足の裏の癌根点の灸もよいようです。白血球減少には大椎・肋縁穴がよいと思われます。

　■ まとめ　46歳女性：乳癌術後
　証：腎陽虚・肝脾不和・肺経痰瘀互結
　先補：照海・足三里・三陰交・腎兪・合谷
　後瀉：臓腑清熱点（胸椎５夾脊）・温溜・下巨虚・肩髃・大椎・肋縁（灸）

10 78歳男性：脊柱管狭窄症

A：この方は78歳の男性で整形外科にて脊柱管狭窄症といわれています。腰痛と間欠性跛行は100Mだそうです。

M：老人には多い疾患ですね。年齢からいっても症状からいっても腎経虚証と思われますが、脈差診ではいかがでしたか。

A：はい、腎経虚証と思ったのですが、心は按取でしっかりと触れるのですが、腎もしっかりと触れます。

M：按取ですか、浮取ですか。

A：按取です。

M：まちがいなく腎経虚証なのに腎がしっかり触れるというのは革脈（動脈硬化）か下焦湿阻で前立腺に疾患がある場合が多いです。

A：動脈硬化はないそうです。でも前立腺肥大で泌尿器科にかかっているそうです。

M：そうですね、やはり腎経虚証で下焦湿阻のようです。また座位で頚静脈がしっかりと見えますので中心静脈圧が高いと思われます。高血圧とうっ血性心不全もあるようですね。そうすると肝陽上亢に水気凌心もあるようです。老人にはいろいろな疾患が合併していることが多いようです。つまり腎経虚証に肝陽上亢と水気凌心と下焦湿阻となります。経穴はどこをとりますか。

A：えー、腎兪・太谿・足三里・陽輔・神門・内関となります。

M：よく勉強しました。兪原配穴を原則に肝陽と水気に対応していますね。申し遅れましたが、この場合には中医弁証が必要ですので腎陰不足になりますね。さて腰痛の痛みの方になりますが、疼痛はいかがでしたか、下肢への伝搬はありましたか。

A：はい、L_2のあたりが痛く歩くと右の大腿に疼痛が出るようです。

M：神経原性ですか筋原性ですか、肝と脾はいかがでしたか。

A：坐骨神経に沿って痛みが出ていますので神経原性と考えます。また脾＞肝でした。

M：そのとおり、局所治療はL_2肚坐骨神経を中心に、また神経原性のトリガーを探しましょう。

A：尺中を按取すると腎陰が強く残りますので、膀胱経の下委中・飛陽・営池4穴に反応があるようです。

M：そのとおり、この場合には腰部レントゲンをよく見ておいてください。棘突起の間の1.5寸は膀胱第1線ですが、1寸が夾脊になりますね。棘突起の下端の1寸外側は腰椎関節突起に当たります。ぎっくり腰に用います。また棘突起の上端外側1寸は神経根に当たります。神経原性疼痛に用います。神経原性疼痛の場合には筋肉の萎縮がありますのですぐにわかります。

■ まとめ　78歳男性：脊柱管狭窄症

証：腎陰不足・肝陽上亢・水気凌心・下焦湿阻

先補：腎兪・太谿・足三里・陽輔・神門・内関

後瀉：腎兪夾脊（L_3棘突起の上端）・大腸兪・腰宜・胞肓・秩辺・殷門・下委中・飛陽・浅腓骨神経（下陽陵泉）・足三里（パルス）、最後にメカノレセプターに灸

11 40歳女性：肩こり

B：この方は肩の痛みに悩まされています。痛みのためによく眠れないそうです。

M：受診した時の様子はいかがでしたか。

B：なにかおどおどして不眠を強く訴えていました。食欲も減退して仕事がつらいとおっしゃっていました。

M：そうですね、この方は仕事も無理がたたり不安神経症を起こしているようです。脈差診と脈状診ではいかがでしたか。

B：脈差診では腎経虚証かなと思ったのですが、沈取で腎は触れないのですが、心も心包も触れませんでした。浮取では心包はやや濡脈でした。

M：肝と脾はいかがでした。

B：沈取で肝は触れませんでした。

M：肝経虚証では腎と肝は触れず、心はしっかりと触れるようですね。これは匿脈といって復溜を刺激して脈をしっかり触れるようにして診断するのがよいのですが、基本的には心経虚証

と考えてよいようです。パニックでは左手の短脈が出ることが多いのですが、うつでは右手に短脈が出たり、このように心包が濡になることがあります。心経虚証では頸部の首周六合脈の診断が重要です。

B：えーと、天窓と翳風に反応が出ていました。

M：そのとおり、脾・胃経と心・小腸経を考えなければいけません。もちろん天牖に反応があれば長野式が有用ですし、扶突に反応があれば山元式を考えましょう。

B：足三里・太白・神門を取穴しました。

M：そうですね。匿脈の復溜も加えてください。あくまでも経気補鍼で浅刺刺激してください。さて局所はいかがでしょう。

B：局所は筋原性で脾＞肝ですので肩井・肩外兪・膏肓・背縫・天柱などを考えましたが、ドーゼがひくく留鍼も単刺もできませんでした。

M：そう、この場合にはまず膏肓・背縫・心兪・膈兪を中心に軽くマッサージするのがよいでしょう。これはイギリスのヒーリングのやり方なのですが、ラポールがとれてなれてくれば鍼灸ができるようになります。

▪まとめ　40歳女性：肩こり、不安神経症
証：心経虚証・脾胃・心小腸経虚
先補：足三里・太白・神門・復溜
後瀉：心兪・膏肓（ヒーリング）

12 8歳男児：夜尿症

C：8歳の男児で毎晩のように夜尿症があるようです。

M：そうですね、夜尿症の場合には仙骨にへこみがあれば二分脊椎の場合があります。

C：いえ、へこみはありませんでした。やや神経質ですが学校もきちんと行っています。授業中も問題はないようです。もうすぐお泊まり授業があるのでお母さんが心配しているようです。

M：はい、では立位でいいですので腹部の打診をして清音か濁音か、また正中芯がないか診てください。

C：腎に濁音があり上腹部肝に濁音がありました。

M：そうですね。腹診は夢分流（図35）でもいいですし木下晴都先生の腹診図でもいいです。これらの腹診図には肝の相火の亢進が記載されています。山元式の頭皮鍼を選択する場合に役に立ちます。このケースでは、いわゆる腎陰不足の膀胱気化不足ですね。治療はどうしましょう。

C：小児鍼がよいと思います。

M：はい、大師流の小児鍼を使いましょう。腎経と肝経を中心に頭から背中・腹部・四肢と刺激してください。刺激が強いと発熱することがありますので年齢に合わせて空振りをしてください。またかなり肩が張っています。太師流の小児鍼は江戸時代からつづく小児鍼の流派で、経験があります。今は全国で講習会をやっていますが、谷岡賢徳先生の『わかりやすい小児鍼の実際』が名著です。是非参考にしてください。また太師流では鍼管があります。肩をかるく接触鍼してください。

C：わかりました。

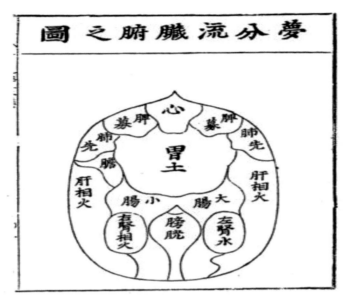

図35

M：最後に小指の夜尿点に金粒をはりましょう。

■ まとめ　8歳男児：夜尿症、小児神経症
証：腎陰不足・膀胱気化不足
先補：小児鍼で腎・肝を中心に全身を刺激
後瀉：肩を小児鍼で接触鍼、小指夜尿点に金粒

⑬ 58歳女性：腰痛症、頚肩腕症候群、両肘痛、両変形性膝関節症

D：この方は58歳女性で4〜5年前から腰痛・肩痛・膝痛・肘痛などを訴え、整形外科・接骨院・鍼灸院などに通いましたが改善せず当院を受診されました。

M：ずいぶんあちこちが痛いようですね、圧痛点はいかがでしたか。

D：はい、経過が長いこと、通常の治療の効果がなかったことなどから線維筋痛症を疑い、線維筋痛症に特徴的な第2肋骨付着部の圧痛がありましたので全身の筋痛点を調べましたところ、18カ所中14カ所に圧痛を認めました。

M：そうですね、脊椎関節炎の場合には腰椎レントゲンで竹筒用陰影が特徴的です。またRS3PEでは手足の浮腫と疼痛が特徴的です。この場合には第2肋骨の圧痛が特徴的ですね。脈差診と脈状診はいかがでしたか。

D：えー、沈取で腎経虚証を疑ったのですが、心の脈が沈取で触れないのです。脈状では全体に沈で渋でした。心包は濡渋でしたので心経虚証を疑いました。

M：すばらしいです。すべての痛みは心によるという言葉が『鍼灸大成』にあります。少なくとも心が関係していることは間違いないでしょう。心経虚証なら首周六合脈を調べないといけませんね。

D：はい、首周六合脈では扶突に圧痛がありました。

M：そうですね。扶突の前は胆の反応点、後ろは肝の反応点ですので、難病は肝胆に出るといいますね。山元式がよいでしょう。証は腹部の診察でわかるでしょう。

D：えーと、腹部では右の胸脇苦満があり腹直筋の緊張が強かったです。また臍の右下に圧痛がありました。

M：そうですね、では心経虚証・肝鬱気滞・胆気陽亢・少陽経瘀阻と考えてよいでしょう。次に山元式の腕診ではいかがでしたか。

D：はい、左の合谷に圧痛があり、腕では腰椎と大脳とに反応がありました。

M：そうすると耳の上部のイプシロン点と胆点に反応があるはずですね。

D：ええ、刺激後すぐにずいぶん何か違うようだと言っていました。

M：次いで、副交感刺激と局所はいかがでしたか。

D：副交感は太衝・足三里・陽輔を取穴しました。山元式では副交感刺激になりませんか。

M：山元式ではイプシロン点は副交感刺激ですが、疼痛の刺激はやや交感優位です。そうでないと痛みがとれませんから。

D：なるほど、でもあまり交感にならないように刺激した方がよいですね。

M：そうです。チクチク療法も交感刺激ですので必ず副交感刺激を加えてください。

D：局所はそれぞれの関節に刺激しましたが、最初なので各１～２カ所で単刺にしました。

M：もし天牖に圧痛があればどうしますか、その時は長野式を選択します。頭皮鍼はkiikoスタイルがよいと思われます。局所治療の際には少陽経を中心に刺激してください。

・まとめ　58歳女性：線維筋痛症（慢性疼痛）
証：心経虚証・肝鬱気滞・胆気陽亢・少陽経瘀阻
先補：太衝・足三里・陽輔・三陰交・山元式イプシロン点
後瀉：山元式胆点・曲池・陽陵泉・腎兪・大腸兪・腰宜・肩井・肩中兪・内戟

14 58歳男性：腰痛

A：この方は数カ月前からの腰痛がつらいと受診されました。現在総合病院で腹部の腫脹の治療中ですが、原因ははっきりしないそうです。また心臓に不整脈があります。

M：これは難しい症例ですね、しかししっかりと鍼灸弁証を立てれば今までの知識が応用できます。まず腹部は腹水がたまっていましたね。これは蛋白漏出性胃腸症といいまして原因ははっきりしないのですが、腸管壁から腹水がもれだしてしまう病気です。また心臓は心房細動があり、以前に腰痛でパルスをかけたところ不整脈が悪くなったそうです。この症例は腰痛だけではなく複雑な疾患が併存していますね。大変難しい疾患です。さあ脈差診や脈状診はいかがでしたか。内科疾患は中医が得意としていますので中医弁証が必要でしょうね。

A：ええ、脈差診では腎経虚証でしたが、腎経虚証なので中医弁証が必要と考えました。腹部の疾患は脾胃の関係ですし、また心にも関係していますので、腎陽虚、脾腎両虚、水気凌心と考えました。

M：そのとおり、では治則を考えながら副交感の経穴を考えましょう。

A：まず、温煦脾腎陽・利水心陽を考え、照海・志室・腎兪・足三里・三陰交・心臓点を取穴します。

M：よくできました。腹水をとるために水分・三焦兪・大腸兪・白環兪も考えましょう。これらは灸治療ですが、あるいはSSPも利水には効果があります。次いで腰痛はいかがでしたか。

A：えーと、筋原性腰痛で脾＞肝のため下部にトリガーがあります。局所治療として腎兪・大腸兪・腰宜、トリガーとして承山を考えました。

M：刺激はいかがしますか。

A：本来はパルスをしたいのですが、副反応があるので灸頭鍼で治療することとしました。

　　▪まとめ　58歳男性：腰痛、蛋白漏出性胃腸症、心房細動
　　証：腎陽虚・脾腎両虚・水気凌心
　　先補：照海・志室・足三里・三陰交・水分
　　後瀉：腎兪・大腸兪・三焦兪・腰宜・白環兪・承山（灸頭鍼）

⑮ 70歳男性：腰痛

B：この方は3年前から腎不全で透析治療中の方です。最近腰痛がつらく来院されました。

M：透析中の方は脈診ができませんので、腹診と今までの経験から診断してください。

B：えーと、腹診は軟弱で胸脇苦満はありませんでした。下腹部は臍下不仁があります。舌が白で胖大でしたので、腎経虚証の腎陽虚と考えました。

M：そのとおり、反回の脈の時も同様ですね。では腰痛は筋原性か神経原性か、いかがでしょうか。

B：骨密度が低下していて腰椎棘突起に圧痛があり坐骨神経に沿って痛みがありますので、骨性腰痛と神経原性腰痛と考えます。

M：はいそのとおり、透析中は薬が飲めないので鍼灸治療の出番は多いですね。では証はいかがでしょう。

B：腎経虚証・腎陽虚・膀胱経瘀阻です。経穴は太谿・腎兪・足三里・三陰交に大腸兪・腰兪・腰宜・環跳を取穴しました。

M：腎機能を賦活するには腎兪の夾脊の副交感刺激がよいようです。出血させないように細い鍼で慎重に治療してください。お灸でやけどをつくって治らなくなった症例もありますので気をつけましょう。

　　▪まとめ　70歳男性：透析中腰痛
　　証：腎経虚証・腎陽虚・膀胱経瘀阻
　　先補：太谿・腎兪夾脊・足三里・三陰交
　　後瀉：腎兪・大腸兪・腰兪・腰宜・環跳

⑯ 72歳男性：帯状疱疹後神経痛

C：この方は10年前に背部胸椎7領域から前胸部にかけ帯状疱疹を発症。その後痛みが取れず整形外科やペインクリニック・鍼灸院などを転々とするも治癒に至らず、当院を受診されました。

M：帯状疱疹の神経痛は辛いですね。アロデニアはありましたか。

C：当初はアロデニアはあったそうですが、今は疼痛が主だそうです。トラムセットとロキソニンを内服しているそうですが、痛みのために眠れないこともあるとのことでした。あと高血圧で内服中です。

M：はい、帯状疱疹は蛇串瘡といって経絡に沿わない痛みが出るのが特徴ですが、必ず虚証が隠れていますので、まず脈差診と脈状診はいかがでしたか。

B：はい、わりあいに革脈で尺中の腎もしっかり触れるのですが心が伏脈ですので、やはり腎経
　　虚証と考えます。また高血圧のため肝が弦脈で肝陽上亢と考えます。

M：そうですね、腎経虚証・肝腎陰虚・肝陽上亢と考えるのが妥当でしょう。もし慢性疼痛に
　　なっていたら、心が弱く心包は強く触れるはずですが、いかがでしたか。

B：いいえ、心も心包も沈取で弱く触れました。

M：心包は心にかわって邪を受ける、つまり心が弱くても心包が強く触れることがありますので
　　注意してください。もし心に反応が出ているとすれば頚部の首周六合脈の診断が必要になり
　　ます。天牖に圧痛があれば長野式、扶突に圧痛があれば山元式。それ以外では小野式でした
　　ね。この症例では肝腎陰虚・肝陽上亢で考えましょう。取穴はどうしますか。

B：えーと、滋補肝腎、潜陽平肝として太衝・太谿・腎兪・肝兪・足三里・三陰交・陽輔としま
　　した。

M：安神のため間使も加えましょう。さて局所はどうしましょうか。

B：はい、この場合には良導絡の機械をつかって反応良導点を探します。

M：胸椎7が原因領域ですので、いわゆる膵兪夾脊とREPP点が必要ですね。直流通電はすこし
　　刺激が強いですがこの場合にはよいと思われます。必ず先補を忘れないで刺激してくださ
　　い。トリガーは神経原性で脾＜肝ですので合谷か手三里でしょうか。

■まとめ　72歳男性：帯状疱疹後神経痛
　証：腎経虚証・肝腎陰虚・肝陽上亢・蛇串瘡
　先補：太衝・太谿・腎兪・肝兪・足三里・三陰交・陽輔・間使
　後瀉：膵兪夾脊・REPP点・手三里

参考文献

『鍼灸医療への科学的アプローチ』水嶋丈雄著、三和書籍

『圧痛点と鍼灸臨床』水嶋丈雄著、医道の日本社

『図解臨床針灸処方の実際』国際中医学研究会編、緑書房

『鍼灸経穴辞典』山西医学院李丁・天津中医学院編、東洋学術出版社

『SSP療法の指針』兵頭正義・北出利勝著、SSP療法研究会

『経絡治療のすすめ』首藤伝明著、医道の日本社

『図解よくわかる経絡治療講義』大上勝行著、医道の日本社

『針灸治療の実際』代田文誌著、創元社

『良導絡入門』中谷義雄著、良導絡研究所

『発達障害は改善します』宇土博著、ガリバープロダクツ

『鍼灸臨床最新科学』川喜田健司・矢野忠編、医歯薬出版

『山元式新頭針療法YNSA』山元敏勝・山元ヘレン著、メディカルトリビューン

『よくわかる奇経治療』宮脇和登著、たにぐち書店

『素霊の一本鍼』木戸正雄著、ヒューマンワールド

『難病の鍼灸治療』張仁著、緑書房

『中医針灸治療のプロセス』朱江・劉雲提・宗琦編、東洋学術出版社

『レディース鍼灸』矢野忠編、医歯薬出版

『臨床医家のための鍼灸療法』吉元昭治著、医道の日本社

『神経ブロック・鍼療法』細川豊史・石丸圭荘著、医歯薬出版社

『臨床鍼灸学を拓く』西條一止著、医歯薬出版

『図説深谷灸法』入江靖二著、緑書房

『経方医学』江部洋一郎著、東洋学術出版社

『低周波置針療法』北出利勝著、医歯薬出版

『臨床家のためのトリガーポイント・アプローチ』黒岩共一著、医道の日本社

『中医診断学ノート』内山恵子著、東洋学術出版社

『中医学入門』神戸中医学研究会編、医歯薬出版

『写真でみる脳血管障害の針灸治療』石学敏著、東洋学術出版社

『鍼灸大成』楊継洲著、天津化学技術出版社

『鍼灸組合穴図解』劉炎著、上海化学技術出版社

『現代鍼灸全書』劉公望編、華夏出版社

『漢英対照鍼灸治療常見病図解』越京生編、上海化学技術出版社

『実用鍼灸内科学』崔述貴編、白山出版社

『鍼灸手技学』陸寿康・胡伯虎著、東洋学術出版社

『鍼灸学』邱茂良編、上海科学技術出版社

『皇帝鍼灸甲乙経』黄竜祥編、中国医薬科技出版社

『実用鍼灸学』李文瑞著、人民衛生出版社

『現代中国鍼灸学』藤林敏宏著、医歯薬出版社

『温病学』孟澍江編、上海科学技術出版社

『よくわかる長野式治療』長野康司著、医道の日本社

『気口九道』平口昌幹編、燎原

『わかりやすい小児鍼の実際』谷岡賢徳著、源草社

謝辞

　恩師である大阪医大・故兵頭正義教授に初めて鍼灸を御教授いただいてから、すでに40年以上となりました。兵頭教授は鍼灸の発展と鍼灸師の実力の向上に力をそそがれ、毎月仕事終わりに鍼灸師のための勉強会を開催されていました。私が長野にきてからも「早く大阪に帰ってきてください。また鍼灸の研究を一緒にやりましょう」と熱いお誘いをいただいたのですが、私が大阪に帰ることもできないままに御逝去されました。その折には大変に残念な気持ちでいっぱいでした。しかし先生の意思をついで今も鍼灸の発展と鍼灸師の教育に微力ながら努めております。この四十数年でたくさんの鍼灸の先生にお会いして、いろいろな御教授をいただきました。特に北京中医センターの李文瑞先生には初めてお会いした時に、あいさつでお互いの頭をぶつけて二人で大笑いをしたことが懐かしく思い出されます。また西條一止先生には出版記念パーティーにまでお呼びいただきました。矢野忠先生には鍼灸治療の本質を教えていただきました。江部洋一郎先生には傷寒論の読み方を教わり、首藤伝明先生には経絡の見方を詳しく教わりました。宮崎の山元先生は頭皮鍼の話を熱っぽくお話しくださいました。代田文彦先生にはお父さんの懐かしいお話をきかせていただきました。そのほかにもたくさんの優秀な鍼灸師の先生にお会いしてたくさんのことを学ばせていただきました。鍼灸治療はまだまだ計り知れない可能性を秘めております。この度は私の鍼灸治療の45年の集大成としてこのようなやり方がよいのではないかと一冊の本にまとめました。これが将来鍼灸の標準治療になることを祈ってなりません。

水 嶋 丈 雄

水嶋　丈雄（みずしま　たけお）

1981年　大阪医科薬科大学卒業

1978年　東洋医学研究会を立ち上げ麻酔科兵頭教授に師事。鍼灸・漢方を学ぶ（初代会長）

1981年　長野県佐久総合病院に入局。若月院長指導のもと診療全科において認定医以上のスキルを目標に卒後10年間で全科ローテイト。総合診療医（このときにはまだ学会ができていなかった）

1988年　中国北京中医薬大学中国政府招聘留学。中医師。良導絡指導医

1990年　佐久総合病院内に東洋医学研究所を開設。初代所長。漢方治療・鍼灸治療を開始、医師と鍼灸師の卒後研修制度（全科ローテイト・中国研修）を開始（現在はやっていない）。日本東洋医学会専門医

1992年　東洋医学会指導医。北京中医薬大学講師（日本校・2015年まで、現顧問）。信州大学東洋医学講座非常勤講師（2018年まで、現臨床指導医）

1993年　新農業基本法首相諮問委員。総務省地域おこし講師（2000年まで）

1994年　厚労省指定全国鍼灸技術講習会講師

1998年　佐久市内に水嶋クリニック・東洋医学研究所開業。研修医・鍼灸師の卒後研修

2000年　長野市内で医師のための漢方水嶋塾開催。現在100回を超える。全国鍼灸マッサージ師会集中講座講師（2018年まで）

2010年　WHO伝統医学部門委員。日本東洋医学会評議員

2012年　日本プライマリ・ケア連合学会認定医・指導医・評議員

2014年　日本東洋医学会理事

2019年　日本東洋医学会長野県部会会長

2020年　漢方水嶋塾、Webセミナー開始。また現在までに佐久総合病院での臨床研修鍼灸師は22名、水嶋クリニックでの臨床研修鍼灸師は28名を数える

【著書】

『漢方治療の診断と実践：漢方水嶋塾講義録』三和書籍

『鍼灸医療への科学的アプローチ』三和書籍

『アトピー・ぜんそく・花粉症が治る100のコツ』主婦の友社

『パーキンソン病は自分で治せる！』主婦の友社

『食べて元気になる漢方ごはん』信濃毎日新聞社

『すぐわかる免疫力の高め方』主婦の友社

『すぐわかる肝臓病と肝臓強化法』主婦の友社

『圧痛点と鍼灸臨床』医道の日本社

など多数

標準　鍼灸治療学

2023年4月28日　初版第1刷発行

著　　者	水 嶋 丈 雄
発 行 者	中 田 典 昭
発 行 所	東京図書出版
発行発売	株式会社 リフレ出版

　　　　　〒112-0001　東京都文京区白山5-4-1-2F
　　　　　電話 (03)6772-7906　FAX 0120-41-8080

印　　刷	株式会社 ブレイン

© Takeo Mizushima
ISBN978-4-86641-603-8 C3047
Printed in Japan 2023